近代名医珍本医书重刊大系
（第一辑）

沈氏女科辑要笺正

张山雷　著

孔庆斌　黄炎芳　点校

U0244783

天津出版传媒集团

天津科学技术出版社

图书在版编目（CIP）数据

沈氏女科辑要笺正 / 张山雷著 ; 孔庆斌, 黄炎芳点校 . -- 天津 : 天津科学技术出版社, 2022.7
（近代名医珍本医书重刊大系）

ISBN 978 - 7 - 5742 - 0269 - 6

Ⅰ . ①沈… Ⅱ . ①张… ②孔… ③黄… Ⅲ . ①中医妇科学—临床医学—经验—中国—现代 Ⅳ . ①R 271.1

中国版本图书馆 CIP 数据核字 (2022) 第 112605 号

沈氏女科辑要笺正
SHENSHI NÜKE JIYAO JIANZHENG
策划编辑：吴文博　关　长
责任编辑：梁　旭
责任印制：兰　毅

出　　　版： 天津出版传媒集团
　　　　　　 天津科学技术出版社
地　　　址：天津市西康路35号
邮　　　编：300051
电　　　话：(022) 23332392 (发行科) 23332377 (编辑部)
网　　　址：www.tjkjcbs.com.cn
发　　　行：新华书店经销
印　　　刷：河北环京美印刷有限公司

开本 880 × 1230　1/32　印张 8.75　字数 155 000
2022年7月第1版第1次印刷
定价：55.00元

近代名医珍本医书重刊大系第一辑专家组

读名家经典
悟中医之道

扫描本书二维码，获取以下**正版专属资源**

本书音频	畅享听书乐趣，让阅读更高效
走近名医	学习名家医案，提升中医思维
方剂歌诀	牢记常用歌诀，领悟方剂智慧

- **读书记录册**
  记录学习心得与体会

- **读者交流群**
  与书友探讨中医话题

- **中医参考书**
  一步步精进中医技能

扫码添加智能阅读向导
帮你找到学习中医的好方法！

操作步骤指南 ① 微信扫描上方二维码，选取所需资源。
② 如需重复使用，可再次扫码或将其添加到微信"收藏"。

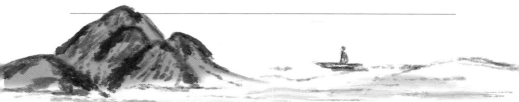

叶 序

　　曩昔中医之著书立说者，每侧重于一时一地之环境，任举一籍，纵云精当，终不免纯粗杂出，瑕瑜并存。昔贤时哲，人辩我驳，虽各有发明，然已不知虚掷后学之几许光阴矣！王氏孟英有言曰：古人之论，不可尽泥；无妄之药，不可妄投，岂无故哉！沈氏尧封之《女科辑要》，实验彰彰，轩爽豁目，人咸称道。乃竟为后之无知妄作者，僭窃先贤，比附续貂，致沈氏蒙佛头著粪之冤，且予后学以错差之弊，贻误生命，罪戾实甚。今乃经张前辈一一为之笺正，细别泾渭，真伪毕现，其有功于医林为如何耶？岂仅沈氏泉下感叹知己也已！张氏学术深湛，观事缜密，以现代之头脑之思想，评之论之，非识见之卓越，其孰能之。去春，予辑仲景学说之分析书成，谬承张前辈奖许有加，因书翰频颁，遂订交焉。旋以乡先贤沈氏尧封之名氏暨传略之微有不同，属为说明，爰特为之考正于左，并书所感如此。

　　考嘉善县志艺术门，沈又彭字尧峰（按：医籍上多作封），孝让敦行。少习举子业，兼擅占星聚水之术，而尤粹于医。年三十，以国子生三蹶浙围，遂闭关十年而技成。治辄效，不计利不居功。有邻人子濒危，怜其母老无继，会维扬醝贾以多金聘，乃恻然曰：富者不得我聘，他医可活也，此子非我不活，忍以贪利而令人死且绝乎？卒不应聘，而邻人子赖以生。乾隆五年，制府宗室德公以曾饮上池旌其庐。又彭性旷达，工吟咏，与曹庭栋交，所酬和俊绝一时。著有《医经读》《伤寒论读》《女科读》（按：即《女科辑要》）《治哮证读》《治杂病读》诸书，能发前人所未发。子潞有传，孙图菜字素忱，岁贡生，亦善医，能继其业云。

时在辛未岁叶劲秋识于嘉善城中

高　序

　　居今日而谈医学，诚难言矣。尚维新者，必思推翻脏腑成说，而炫异矜奇，自诩合于科学。重守旧者，每又拘泥运气范围，而习非为是。妄称派出长沙，莫不辞藻缤纷，言之成采。第果以之治疗疾病，则又每感凿枘，龃龉难投，浸致医术无灵，为世诟病。是皆由于著书者不证经验之得失，徒夸理论之精深，甚至一知半解。亦思立说问世，妄博虚誉，自误误人，遗害社会。试观今日坊间刊发之医林著作，其能切合实用足为津梁者，窃恐百难得一焉。抑知医家著作，动关人之生死，不同其他文字，何能率尔操觚。必也十年读书，十年临证，参考古今方案，融合新旧学理，又必随时随地随人，力加体会，久之经验宏富，妙有心得，然后历举古方，逐征己见，或加以诠释，或增以笺注。固不必标榜门户以沽名，亦不必自出机轴以逞快。意取商榷，志存利济，则一编既出，同道争传，为过为功，自有定论。否则自信未能，毋宁藏拙。昔人谓读书十年，天下无能治之病；治病十年，世间无可读之书。似此精理名言，益足证书有定量，读有定程，而病无定象，治无定法也。夫书且未必尽可读，而乃遽可著乎？仆曩读古方书，每感瑜瑕互见，未能悉合病机。思得绩学精虑者一为纠正，庶免遗误后学。及读山雷先生所著《中风斠诠》《脉学正义》《难经汇注笺正》《钱氏小儿药证直诀笺正》《沈氏女科辑要笺正》等书，胥能阐发隐微，剔抉精当，释疑辨难，适获我心。其加惠医林，功德曷可胜道。仆于先生诸作，尝为序于《中风斠诠》，藉通诚款。今闻《沈氏女科辑要笺正》，坊间争售已罄，又将订补，而付手民，益叹先生著作风行，为世推重。夫女科为医家专门之学，其难更倍于他科，今读先生之作，得有南针，深愿吾同道诸子，人手一编，奉为圭臬，庶易启迪智慧，免误歧途。更愿世人有志整理医籍者，述而不作，一以先生为则，先生仁怀恺悦，寿跻期颐，必更将汉唐以还医学诸书，一一为之笺正注释，以示吾道正轨，光明有路，岂不猗欤！是为序。

时甲戌孟夏神交弟白下高行素序于徐州寓庐之行素轩

自 序

　　女科之有专书，自陈良甫《大全良方》而后，必以王氏《准绳》最为丰富。而武之望叔卿氏，又依据《准绳》别为《济阴纲目》，门分类别，非不粲然可观。而读之辄觉陈陈相因，腐气满纸者，盖衰集古人空泛议论，绝少切要发明。通套之词，未免隔膜而搔不着痒处，以是而求于临证之时，必收捷效，盖亦仅矣。窃谓宋金元明诸家医籍，皆未能脱此痼习，固不必专以为女科书之病，惟尧封《沈氏女科辑要》寥寥数十叶，精当处勘透隐微，切中肯綮，多发前人之未发，实验彰彰，始觉轩爽豁目。颐早岁习医，治妇女病即从是书入手，临证以来，获益不少。而孟英按语，更能刻进一层。洞见癥结，皆是此道之金针。虽仅小小两册，大有取之无尽，用之不竭之妙。近来旧刻极不易得，沪上新有石印本，在《潜斋医药丛书》十四种内，缮校不精，错落处至不可读，爰议重录一过，少少引申其余义，以征经验。适本校授课，有以分科之说进者，乃即用是编，以示女科之涯略。附以二十余年阅历所得，为之笺正，姑以自识心得，是耶非耶，请读者于临床治疗时自证之何如？

　　壬戌仲春张寿颐记于浙东兰江之中医专门学校

王 序

　　尧封沈氏所著《医经读》《伤寒论读》，简明切当，允为善本。尚有《女科辑要》一书，世罕传本，原稿为余外舅徐虹桥先生补注珍藏。先生早归道山，余授室后，得见其书，颇多入理深谈，发前人所未发者。今年杨素园明府闻有此稿，命为借抄。余谓妇兄友珊曰：君子之孝也，亦务其大者远者而已，宝守遗编，莫若传诸不朽。友珊许焉。爰不揣鄙伫，稍加参订，而公诸世云。

　　　　　　　道光庚戌仲冬棘人王士雄书于潜斋

目 录

卷 上

3

卷 上

第一节 经水

《素问》云：女子七岁，肾气盛，齿更发长；二七而天癸至，任脉通，太冲脉盛，月事以时下。

沈尧封曰：天癸是女精，由任脉而来；月事是精血，由太冲而来。经言二七而天癸至，缘任脉通。斯时太冲脉盛，月事亦以时下。一顺言之，一逆言耳。故月事不来、不调、及崩，是血病，咎在冲脉，冲脉隶阳明；带下是精病，咎在任脉，任脉隶少阴。盖身前中央一条是任脉，背后脊里一条是督脉，皆起于前后两阴之交会阴穴。《难经》明晰，《灵》《素》传误。带脉起于季胁，似束带状。人精藏于肾，肾系于腰背。精欲下泄，必由带脉而前，然后从任脉而下。故经言任脉为病，女子带下。

王孟英按：俞东扶云，经言男子二八而肾气盛，天癸至，精气溢泻。若天癸即月水，丈夫有之乎？盖男女皆有精，《易》谓男女构精可据。然指天癸为精，亦不妥。天癸如精，不当又云精气溢泻矣。后贤讲受孕之道，有阳精阴血，先至后冲等说，亦谬。夫男女交接，曾见女人有血出耶！交接出血是病，岂能裹精及为精所裹哉？大约两情酣畅，百脉齐到，天癸与男女之精偕至，斯入任脉而成胎耳。男胎女胎，则由夫妇之天癸有强弱盈虚之不同也。吾友徐亚枝曰：如沈氏说，一若天癸即精者；如俞氏所说，一若血与精之外，别有一物所谓天癸者。窃谓天癸者，指肾水本体而言。癸者，水也。肾为水脏，天一生水，故谓肾水为天癸。至，谓至极也，犹言足也。女子二七、男子二八，肾气始盛，而肾水乃足。盖人身五脏，惟肾生最先，而肾足最迟，肾衰独早。故孩提能悲能喜，能怒能思，而绝无欲念。其有情窦早开者，亦在肾气将盛，天癸将至之年。可见肾气未盛，癸水未足，则不生欲念也。迨肾气衰，癸水绝，则欲念自泯矣。解此段经文者，当云女子必二七而肾水之本体充足，任脉乃通，太冲之脉始盛，月事因而时下矣。夫前阴二窍，溺之由水窍者无论矣。其由精窍者，皆原于天癸者也。月水虽从冲脉下，谓为天癸之常可也。泄精成孕，是任脉之施受，谓为天癸之能可也。带下乃任脉之失其担任，谓为天癸之病可也。然则称月水为天癸，似亦无不可也。前贤解此，皆重读上二字，而略下一字，惟将"至"字当作"来"字看，遂致议论纷纭耳。

【笺正】吾国医学之十二经络及奇经八脉，原是西学解剖家所无。治新学者，恒诮旧籍为凿空。然以人身内外各部分之病状而言，某处是某经所过，若发现某种证候，即是某脏某腑之虚实寒热为病，则固确然可信，投药得当而效如影响。证据章章，不可诬也。今人某氏，尝谓国医家十二经络之说，盖古人从治疗中得有经验，而推测其病之属于某脏某腑，然后按其部位，以悬拟其脏腑经脉之循行。为是说者，寿颐未尝不佩服其心思之灵敏，眼光之远到。吾国医学，发源极早，古之神圣，倡此学说，自必于气血运行之真，神而明之。洞瞩其互相感应之理，固不仅在血管之形迹，若欲刻舟求剑，剖而视之，以验其曲折之何若，吾知古之人，必无以异于今之人，手足肌肉之间，必无此十二条直行血管可寻索，是亦今之所敢断言者，此中自有神化功用。彼专以解剖为实验，虽曰器具精良，研求细密，断然不足语此。而犹以耳目器械之推测，嚣嚣然笑吾旧学之荒诞，殆无异于夏虫之语冰。惟奇经八脉诸条，为《甲乙经·经脉篇》之所未详。虽《内》《难》两经时一见之，不可谓非上古发明之旧，无如一鳞一爪，语焉不详。而古今人之言督脉者，辄以脊骨之髓当之，则独具此显然之形，已与十二经脉及其他之奇经不类。且督任二经，以旧学言之，体用本是一致。若谓背后之督脉，果在脊骨中大几如指，而胸腹前之任脉，并无形迹可求。相形之下，得毋不称？以此可知督脉当非脊中之髓；而任脉亦未可与血管同视。且十二经皆有动脉穴俞可按，而督任两经虽有穴俞，不见脉动。至于跷维冲带，虽亦有所过数穴，而其穴悉与十二经之穴俞相会，并非本经自有此俞。此皆奇经八脉之绝然不同于十二经者。窃谓古人特为区而别之，名以奇经，固亦自有其故。此必出于导引家呼吸运气之术，自然悟到此中运行之路，其为气血流通之隧道，固万无可疑者。国医之源，本与道家修养息息相通。徐氏亚枝谓：天癸是肾水本体，最合真理。所以经文明言男子亦有天癸，又谓肾生最先，肾足最迟，肾衰最早。从孩提、成年及老耄之实境征之，均是确凿不移，为从来未经道破之语。须知癸水是肾脏真阴，不能为女子之月事时下，亦不能即以阳施阴受者当之。尧封谓天癸由任脉而来，月事由太冲而来，又谓冲隶阳明，任隶少阴。精欲下泄，由带脉而前，然后从任脉而下云云。虽似头头是道，言之有物，其实全由想象得来。若谓女子月事，男子施精，竟由太冲带任诸脉而下，那不令人骇绝？吾国女科书中，谈及怀妊情状，备极千奇万怪，正不独阳精阴血，先至后冲，彼包此裹一条之可哂。东扶谓入任脉而成胎，孟英从而和之，亦谓月水从冲脉而下。然崩漏之病，来势汹涌，古人谓是冲脉失职。盖以激冲奔放之义，附会冲脉，原是理想。《素问》只言太冲脉盛，而月事时下。不可竟谓月事即从冲脉中下行。又谓泄精成孕，是任脉之施受。皆与尧封所言，同为理想。须知任称为脉，但属奇经，止可认作气血循行之一径，安有精可泄而胎可受？今西学家所谓生殖器官一类，言之已极明瞭。从前吾国医界名贤，固终其身未由悟到也。

王冰曰：男以气运，故阳气应日而一举；女以血满，故阴血从月而一下。

【笺正】男以气言，女以血言，但就阴阳二字本义，仿佛想象，似不可谓为不是。然吾人之身，气血两者，果可以分道而行不相联属否？即此一端，已觉其立言之不妥。如谓月事时下，为血满而溢出，此论极谬，尧封氏何所取而录之？

第二节　月事不调

《素问》云：天地温和，则经水安静；天寒地冻，则经水凝泣；天暑地热，则经水沸溢；卒风暴起，则经水波涌而陇起。（卒，读猝然之猝。）

【笺正】《素问》此节，本以脉状而言。人之脉道，譬于地之水道，故以经水为比。人在气交之中，脉道流行，本与天地之气默相感应，故天地之气和调，则脉亦应之而安静。寒则涩滞，热则沸腾，皆理之所必然者。而猝然风起云涌，斯脉亦为之汹涌泛溢，此言脉随气化为迁流，则气交有变，脉状应之，亦事之所必至，而理之所宜然者。惟此节经水，并不指妇女月事，尧封因"经水"二字，辑入月事条中，不无误会。但月事变化，或因于寒，或因于热，其理本亦如是，断章取义，或无不可。寿颐按：凝泣之"泣"字，读为涩滞之涩。以文义而言，确乎无疑，虽似音读相近，然古书绝未有此通假之例，且亦字书所未有之义。惟《素》《灵》两书则屡见之。窃谓"涩"字隶书，有变作涩者。疑此"泣"字，即涩之残缺不完。而传写者乃讹作"泣"，是俞荫甫《古书疑义例举》之未及者矣。

褚澄曰：女子天癸既至，逾十年无男子合，则不调；未逾十年思男子合，亦不调。不调则旧血不出，新血误行。或渍而入骨，或变而为肿，或虽合而难子。合多则沥枯虚人，产乳众则血枯杀人。

王孟英按：此论甚不尽然，存其意可也。惟产乳众而血枯卒死者颇多。然吾乡吴酝香大令徐夫人，半产三次不计外，凡生十男四女，并已长成，而夫人年逾五旬，精力不衰，犹能操家政而抚驭群下也。〔批　至死，今石印本《王氏十四种》作"卒死"，非是。〕

【笺正】《褚氏遗书》原是依托。《四库全书提要》已详言之。所论妇女体质，虽未尝无确当语，然皆以理想推测言之，不尽可信。此节十年二句，尤为臆断。至谓不调为旧血不出，文义尤其鄙俚。须知"不调"二字，所赆者广，有血瘀者，有血枯者，亦有固摄无权而崩漏者，安得以"不出"二字概括之？若谓新血误行者，皆因于旧血之不出，岂崩漏之病，皆瘀血为患乎？且"渍而入骨"一句，更是故为奇僻，骇人听闻，绝非病理所应有。惟谓"合多则沥枯，产乳众则血枯"两句，确是不刊之论。但以沥枯与血枯相对而言，句亦鄙陋。且"产乳"二字，古人必不并称，乳即是产，《说文》谓：人及鸟生子曰乳，兽曰产。《广雅·释诂》：乳，生也。《尸子》：胎生曰乳。《月令·季冬》：鸡乳。注：乳，卵也。皆非以乳汁饲儿之谓。而此节产乳，则必以乳汁饲儿言之。惟其饲乳太多，故血易枯，尤为唐后文字之确证。盖尝见有力之家，生育极多，惟不自乳，则为之母者，年逾大衍，而形色不衰。孟英所称吴大令室人，必非自乳其子可知。

方约之曰：妇人不得自专，每多忿怒，气结则血亦枯。

王孟英按：此至言也。气为血帅，故调经必先理气。然理气不可徒以香燥也，盖郁怒为情志之火，频服香燥，则营阴愈耗矣。

【笺正】往昔妇女见闻不广，故性多下急。其始也，以心偏而生郁怒，迨其继则愈郁愈怒，而性愈偏。此非药饵所能疗者，岂独不得自专者为然，恒有得自专而更以长其偏心者。总之，所识者小，斯为气结之真源耳。

孟英谓调经必先理气，洵是名言。然理气之方，亦必不能摒除芳香，始可运行气滞。如高鼓峰之滋水清肝饮；魏柳洲之一贯煎，皆为阴虚有火而设。滋养肝肾，培植真阴，亦当少少参加气药，并辔而驰，始有捷效。否则滋腻适以增壅，利未见而害已随之，惟不可专以香燥为兔园册子耳！

赵养葵曰：经水不及期而来者，有火也，宜六味丸滋水；如不及期而来多者，加白芍、柴胡、海螵蛸；如半月或十日而来，且绵延不止者，属气虚，宜补中汤；如过期而来者，火衰也，六味加艾叶；如脉迟而色淡者加桂。此其大略也。其间有不及期而无火者，有过期而有火者，不可拘于一定，当察脉视禀，滋水为主，随证加减。

王孟英按：妇人之病，虽以调经为先，第人禀不同，亦如其面。有终身月汛不齐而善于生育者，有经期极准而竟不受孕者。雄于女科，阅历多年，见闻不少，始知古人之论，不可尽泥；无妄之药，不可妄施也。

【笺正】先期有火，后期火衰，是固有之，然特其一端耳！如虚不能摄，则虽无火，亦必先期，或血液渐枯，则虽有火，亦必后期。六味之丹、苓、泽泻，渗泄伤阴，岂滋养之正将？不及期而经多，肝气疏泄无度，固摄犹虞不及，而赵氏欲以柴胡疏肝，为害奚若。如其绵延不绝，更必大封大补。此节所谓补中汤者，盖即东垣益气之类。然肝肾阴虚于下，而欲升提以拔其根株，竟是杀人捷诀，过期既是火衰，六味之丹皮、泽泻何用？而温经之药，又岂可独恃一艾叶？脉迟色淡，亦岂专恃一肉桂？总之养癸所论，无一句不庸陋肤浅，甚不足道。孟英谓所禀不同，实从阅历经验而来。"无妄之药，不可妄施"二句，为呆读古书之人痛下针砭。读赵氏书者，当亦知道通套药方，必不可以治病，则吾道其庶有豸乎！

第三节　辨色及痛

赵养癸曰：冲任藏精系胞，又恃一点命门之火，为之主宰。火旺则红，火衰则淡，火太旺则紫，火太衰则白，所以滋水更当养火。甚有干枯不通者，虽曰火盛之极，亦不宜以苦寒药降火，只宜大补其水，从天一之源，以养之使满。又曰：紫与黑者，多属火旺，亦有虚寒而黑色者，不可不察。若淡白，则无火明矣。

【笺正】冲任是脉道，脉中血旺，则月事时下；脉中血虚，则月事不正。脉络非即经事之窍道，何得迳以为经水所藏之所。三十九难谓左为肾，右为命门，男子以藏精，女子以系胞。粗心读之，似乎有理。然以生理之真相言之，藏精系胞，自有其所，并非两肾之所司，乃知《难经》旧亦是理想家仿佛其辞。而赵养葵竟能割裂古书，改作冲任藏精系胞，囫囵吞枣。不思"冲任"两字，果是何物，那有精可藏而胞可系？此公颠顸，杜撰极矣。滋水养火云云，渠意中只有六味、八味二方而已。乱哉养葵！尧封采此，亦殊无谓。

沈尧封曰：王宇泰以寒则凝。既行而紫黑，定非寒证，然投热药取效，十中尝见一二。色白无火，亦属近理，然间有不宜补火者。尝见元和一妇，经水过期十日方至，色淡。稳婆据此，投肉桂药数剂，经水来多，遍身发黄，不能饮食，身热脉数，竟成危害。此是丹溪所谓经水淡白属气虚一证。要之临证时须细察脉象，复参旁证，方识虚实寒热。倘有疑似证中有两说者，先用其轻剂。如色淡一证，先用补气法不效，再投补火，庶几无误。录叶氏之说于下：叶氏曰：血黑属热，此其常也。亦有风寒外束者，十中尝见一二。盖寒主收引，小腹必常冷痛，经行时或手足厥冷，唇青面白，尺脉迟，或微而虚，或大而无力。热则尺脉洪数或实而有力，参之脉证为的。

王孟英按：色淡竟有属热者，古人从未道及，须以脉证互勘自得，但不可作实热论而泻以苦寒也。更有奇者，方氏妇产后经色渐淡，数年后竟无赤色，且亦结块，平常亦无带下，人日尪羸。余诊之，脉软数，口苦，而时有寒热。与青蒿、白薇、黄柏、柴胡、当归、鳖甲、龟板、芍药、乌鲗骨、杞子、地骨皮等，出入为方，服百剂而痊。此仅见之证矣。

【笺正】经淡古人多谓虚寒。盖气血交亏，所以其色不能赤化，是虚字为重，寒字为轻。但宜益阴养血，而少少加温和之药以流通之，化育之，斯得治疗之正。奈何耳食者，但知其寒，忘其为虚。刚燥温辛，更耗其血，则虚益甚，变爻自在意中。赵谓淡白无火，是知其一不知其二。沈案、王案，皆是虚证，一以肉桂而危，一以清养而愈。则彼之斤斤于黑热淡寒者，其亦可以憬然悟乎！

滑伯仁曰：经前脐腹绞痛，寒热交作，下如黑豆汁，两尺脉涩，余皆弦急。此寒湿搏于冲任，寒湿生浊，下如豆汁，与血交争故痛，宜辛散苦温血药。

徐蔼辉曰：辛散血药，是川芎之类；苦温血药，是艾叶之类。

【笺正】经前腹痛，无非厥阴气滞，络脉不疏。治以疏肝行气为主。但需选用血中气药如香附、乌药、玄胡之类，不可专恃辛温香燥。伯仁谓两尺脉涩，即是络中气滞之征，况复弦急，肝气抑塞，又其明证。惟为寒为热，更当以其他兼证参之，必不能仅据绞痛一端，概指为寒湿，而浪投温燥。盖肝络为病，郁热亦正不少。伯仁但知寒湿，尚属一偏。惟痛在经前，而经行痛止者，当其痛作之时，固可稍加温煦，并须参以行动活瘀之法。

李氏曰：经水带黄混浊者，湿痰也。

【笺正】经水色黄，已是湿热之征。况复混浊，其湿尤甚。且必挟热，是宜清理，不得以色淡同论，妄与滋补。且舌苔脉证，亦必自有可据，更宜参考，不可仅以一事为凭也。

丹溪曰：经将行而痛者，气之滞也。用香附、青皮、桃仁、黄连；或用抑气散，四物加玄胡、丹皮、条芩。又曰：经将来，腹中阵痛，乍作乍止者，血热气实也。四物加川连、丹皮。

徐蔼辉曰：抑气散出严氏。系香附四两，陈皮一两，茯神，炙草一两半也。为末，每服二钱。治妇人气盛于血，变生诸证，头晕膈满。取《内经》高者抑之之义。汪切庵谓是方和平可用。若补血以平阳火，亦正治也。

【笺正】痛在经前，诚是气滞。正惟气滞而血亦滞，故以香附、青皮与桃仁并用。然能行血中之滞，和肝木之横，则玄胡、金铃子，尤为捷验。若以阵痛乍作乍止，即定为血热气实，则殊不然。是当以脉证互参，方有寒热虚实可辨。但据阵痛之乍作乍止，则虚寒者亦何必不然？连、芩、丹皮，安可为训？盖丹溪遗著，本非自定之本，此浅人附会为之，致有此弊，不可遽以为丹溪病也。严氏所谓抑气者，仍是行气之滞。谓治气盛于血，则大有语病，究竟此非气之有余。切庵谓其和平可用，所见尤陋。药以去病为主，唯在对证，安问其和平不和平。若以其和平而后可用，是以尝试敷衍为手段，更何有医学之价值可言。

丹溪又曰：经后作痛者，气血俱虚也，宜八珍汤。

【笺正】经后腹痛，谓为气血俱虚，似矣。然所谓血虚者，即是肝肾阴液之虚，岂四物板方所能了事。且阴虚于下者不宜升，川芎尚须慎用。但借以行气中之滞，少许佐使，或无不可。若谓腹痛是气虚，则大气之滞而不利，所以结痛。宜用香附、乌药、青皮、大腹之类，使之流动吹嘘，以助运化。归、芎太升，且不醇正。而参、术、甘草，颇嫌呆笨，犹有流弊。乃迳谓宜用八珍，宁非肤浅之见。为此说者，其人心目中止有四君是补气药，四物是补血药，所以既有气血俱虚之空泛话头，则必用气血两补之八珍汤方。丹溪号为通儒，明于医理，何以论病选药，亦竟庸庸之乃尔！总之今世所传丹溪书，无一非浅人伪撰，假托朱名，其文义皆半通不通。寿颐尝谓金元间医学名家著作，无不如此。谫陋空疏，一丘之貉。如果是丹溪握笔为之，或当不至于此。

丹溪又曰：成块者，气之凝也。

【笺正】经行有块，最是习闻。气滞血凝者，诚属多数。然竟有体虚而宜于补养者，若概作实证治疗，适以反增其困。上文孟英治案色白成块一条，是其例矣。此必以其他见证，及其人之色泽、体质、舌色辨之，有非可一言能尽者。

沈尧封曰：经前腹痛，必有所滞。气滞脉必沉，寒滞脉必紧，湿滞脉必濡，兼寒兼热，当参旁证。至若风邪由下部而入于脉中，亦能作痛，其脉乍大乍小，有时陇起。叶氏用防风、荆芥、桔梗、甘草。虚者加人参，各一钱焙黑，取其入血分，研末酒送，神效。

【笺正】风邪由下部入于脉中而作腹痛，理想病状，颇觉可嗤。纵是风邪，何以由下部而入？清夜自思，亦当发噱。须知防风、荆芥虽是风药，然焙之使黑，清芬之质，变为焦燥，岂尚有轻疏散风作用？叶氏此方，仍是取其色黑入血，宣通瘀滞之意。研末酒服，而痛可解。药理情性，那可认作专治风邪。且脉则乍大乍小，有时陇起，其为气血结滞，窒塞不通，尤其显然有据。此则楂肉、灵脂、泽兰、茺蔚子等物，皆可择宜佐使者。尧封氏乃为荆、防二物，拘泥风邪，而能为是说法，得毋走入邪魔？

尧封又曰：经前后俱痛，病多由肝经，而其中更有不同，脉弦细者，是木气之郁，宜逍遥散，及川楝、小茴香、橘核之类；脉大者，是肝风内动；体发红块者，是肝阳外越，俱宜温润。戴礼亭室人，向患经前后腹痛，连及右足，体发红块，脉大，右关尺尤甚，己卯秋，予作肝风内动治，用生地四钱，炒枸杞一钱，细石斛二钱，杜仲二钱，干淡苁蓉一钱，麦冬一钱，牛膝一钱，归身一钱五分，炒白芍一钱，服之痛止。后于经前后服数剂，经来甚适，不服即痛，因作丸服。此方屡用有验。

【笺正】腹痛连足，是肝肾之阴虚，肝络不能条达。虚阳外越，故脉为之大，其关尺尤甚者，更是肝肾相火不藏之明证。正不必以左右两手显为分别，反落小家窠臼。尧封定方，以养阴涵阳为主，不用香燥气药，治本不治标，最是良法，与魏玉璜一贯煎同意。但病是肝阳未尝有内动之风，药中并无息风之物，则案语肝风内动四字，尚未贴切，宜易之曰肝阴不足，肝阳不藏，庶于脉大及体发红块，俱能切合。

第四节　经行声哑及目暗泄泻带下等证

沈尧封曰：经来声哑证。葡恒大兄长女，嫁斜圹倪姓，早寡，体气虚弱，每逢月事，声音必哑。予用天冬、地黄、苁蓉、归身等药，病益甚，张口指画，毫无一字可辨。即于此方加细辛少许，以通少阴之络，药才入口，其声即出。十余剂后，桂附八味丸调理，永不发。

【笺正】此证此方，亦是治肝肾阴虚之法，所以音哑者，少阴之络系舌本，肾气不能上承，则不荣于舌本，而音为之瘖。此非舌本之强而无声可知。天冬、地黄等物，滋填肝肾，本当有效，但偏于阴腻，反以遏抑阳气，所以其瘖尤甚。加细辛少许，以通少阴之阳，大有巧思，可法也。

《撮要》云：经后目暗，属血虚。

【笺正】此肝肾阴虚，不能上荣于目。治法亦当仿上二条之意。若用魏氏一贯煎之类治之，亦必有效。

汪石山曰：经行泄泻，属脾虚多湿，宜参苓白术散。

王孟英按：亦有肝木侮土者。

【笺正】脾阳不振，最多此候，宜加干葛少许，以升清气。王氏所谓肝木侮土者，则左脉当弦，而右脉当弱，宜抉土而柔肝。亦有左关反软，而右关反劲者，则所谓木乘土位，肝尤横而土德益衰，宜参、耆升陷，而参用柔驯肝木之法。

缪氏曰：经行白带，属阳虚下陷，用参、术助阳之药。

王孟英按：亦有郁火内盛者。

【笺正】带下多湿热及相火不藏之病。惟临经带下，则下元不能固摄可知，此与平素之带下不同。仲醇阳虚之论是也。宜固摄肝肾而升举清阳，故止言参、术，不用温燥阳药。若孟英所谓郁火，则指肝肾龙相之火而言。阴火不藏，以致疏泄无度，宜苦以坚之。

第五节　月事不来

《素问》云：二阳之病发心脾，有不得隐曲，女子不月；其传为风消，其传为息贲者，死不治。

沈尧封曰：二阳指阳明经言，不指脏腑言。二阳之病发心脾者，阳明为多血之经，血乃水谷之精气，借心火锻炼而成，忧愁思虑伤心，因及其子，不嗜饮食，血无以资生，阳明病矣。经云前阴总宗筋之所会，会于气街，而阳明为之长，故阳明病，则阳事衰而不得隐曲也；太冲为血海，并阳明之经而行，故阳明病，则冲脉衰而女子不月也。

【笺正】经言不得隐曲，即指所思不遂，谋虑拂逆而言。则心脾之阴营暗耗，而不月之病成矣。尧封之解不得隐曲，作为男子阳衰，不能人道。其失也迂，甚非荡平正直之道。且谓血乃水谷精气，藉心火锻炼，忧愁思虑，心及子。附会心脾两脏，拘泥五行子母，堕入金元以来恶习，必非病理之真。惟近数百年，旧学涂附，大半如是，固不可专为尧封病者。此当放开眼界观之，存而不论可也。

王孟英按：经水固以月事为常，然阴虚者多火，经每先期，阴愈虚，行愈数，甚至旬日半月而一行。更有血已无多，而犹每月竭蹶一行者，其涸也，可立而待也。若血虽虚而火不甚炽，汛必愆期，此含蓄有权。虽停止一二年，或竟断绝不行，但其脉不甚数者，正合坤主吝啬之道，皆可无虑。昧者不知此理，而但凭月事以分病之轻重，闻其不行，辄欲通之，竭泽而渔，不仁甚矣。

【笺正】血不足而月事不至，但无少腹胀痛等证，必不可妄投攻破，希图速效，误攻则崩漏之祸作矣。且即有腹胀腹痛等证，亦是血少而肝络不疏，宜滋养肝肾真阴，兼之宣络以疏达气滞，方是正本清源之治，亦未必皆是瘀滞而胀痛。孟英谓阴虚信停，皆可无虑，所见极是。寿颐治此，惟养阴和肝，稍参行气宣络，俾胃纳甦而色泽转，自有水到渠成之妙，浅者不知此理，每用通经，岂徒竭泽而渔，孤注一掷，抑且砻糠打油，亦必无效。甚至激动血管之血，陡然暴崩。要知崩中大下之血，皆络脉中好血，失其故道，横决无度，本非月事应下之血。诛伐无过，那不扰动气管，演成惨剧。

《金匮》云：妇人病，因虚、积冷、结气，经水断绝。

张景岳曰：经闭有血隔、血枯之不同。隔者病发于暂，通之则愈；枯者其来也渐，补养乃充。

沈尧封曰：《金匮》三证，积冷、结气，有血不行也，景岳谓之血隔。积冷宜用肉桂大辛热之药，导血下行，后用养荣之药调之；结气宜宣，如逍遥散，或乌药、香附行气之品宣之。虚者，无血可行也，景岳谓之血枯宜补。赵养葵补水、补火、补中气三法，最为扼要。

王孟英按：补水勿泥于六味，补火勿泥于八味，补中气勿泥于归脾。

【笺正】《金匮》言妇人经水不来之证，分三大纲。积冷、结气二者，皆血滞不行，于法宜通。冷者温经行血，《金匮》归芎胶艾汤，即治此证之鼻祖。而《千金·妇人门》中，方药最多，皆含温辛逐瘀之法，亦皆为此而设。尧封只言肉桂一味，尚嫌未备。惟又言瘀通之后，必以养荣调之，则确是善后良图，最不可少。若气结者，自须先疏气分之滞，逍遥所以疏肝络，香附、乌药等，皆通气分而不失于燥，固是正宗，又玄胡索一物，血中气药，流通活泼，威而不猛，亦是良药，用为辅佐，颇有奇功，而俗子仅知其破血，不敢频用，则未明其实在力量也。亦有血本少而气乃滞者，则合以养荣之法，乃为万全无弊。仅事行气，尚失之偏。至于虚而无血可行，以致不月，则非补何以苏涸辙之鲋，而回槁木之春？赵氏补水、补火、补中气七字，确是挈领提纲，最为要诀。然试问养葵心目中，当用何等方法？则止有六味、八味、归脾耳。一经孟英喝破，只恐俗医闻之，便失所恃，将不知更用何药而后可。寿颐请为之申一义曰：补水必以魏柳洲之一贯煎为骨，而《广笔记》之集灵膏，高鼓峰之滋水清肝饮，薛一瓢之滋营养液膏、心脾双补丸，陆九芝之坎离丸等可参也。补火则河间之地黄饮子，阴阳调剂，不偏温燥，最堪则效。补中则归脾汤本是正宗。但人之体质，各有不同，用古方者，止可师其意而斟酌损益，方能合辙。不可如养葵辈之囫囵吞枣耳。《金匮》原文，但一虚字，不言血虚，正以体质欠充，乃谓之虚，病非一端，不可偶举一二字，反落偏际。此古人文字之最有斟酌处。而此本引之，加一血字，颇失古人真意，此或是传抄之误，尧封当不致师心自用如此。

　　附录魏玉璜一贯煎方　治肝肾阴虚，气滞不运，胁肋攻痛，胸腹膜胀，脉反细弱，或虚弦舌无津液，喉嗌干燥者。

　　沙参　麦冬　生地　归身　杞子　川楝子　口苦燥者，加酒炒川连。

　　【笺正】柳洲此方，原为肝肾阴虚，津液枯涸，血燥气滞，变生诸证者设法。凡胁肋胀痛，脘腹楂撑，纯是肝气不疏，刚木恣肆为虐。治标之剂，恒用香燥破气，轻病得之，往往有效。但气之所以滞，本由液之不能充，芳香气药，可以助运行，而不能滋血液。且香者必燥，燥更伤阴，频频投之，液尤耗而气尤滞，无不频频发作，日以益甚。而香燥气药，不足恃矣。驯致脉反细弱，舌红光燥，则行气诸物，且同鸩毒。柳洲此方，虽从固本丸、集灵膏二方脱化而来，独加一味川楝子，以调肝木之横逆，能顺其条达之性，是为涵养肝阴，无上良药。其余皆柔润以驯其刚悍之气，苟无停痰积饮，此方最有奇功。桐乡陆定圃《冷庐医话》肝病一节，言之极其透彻，治肝胃病者，必知有此一层理法，而始能觉悟专用青、陈、乌、朴、沉香、木香等药之不可久恃。而对于女科血枯者，尤其针对。亦有肝肾阴虚，而腿膝瘘痛，足软无力，或环跳、髀枢、足跟、足心刺痛者，授以是方，皆有捷效。故亦治痢后风、及鹤膝、附骨、环跳诸证。读《续名医类案》一书，知柳洲生平得力者，在此一著。虽有时未免用之太滥，然其功力，必不可没，乃养阴方中之别出机杼者，必不可与六味地黄同日语。若果阴液虚甚者，则方中沙参，尚嫌力薄，非辽参不可，而脾肾阳衰者，则高丽参亦其宜也。

　　口苦而燥，是上焦之郁火，故以川连泄火，连本苦燥，而入于大剂养液队中，反为润燥之用，非神而明之，何能辨此。又如萸肉、白芍、菟丝、沙苑，二至等肝肾阴分之药，均可酌加。

附录**集灵膏方**（从王秉衡《重庆堂随笔》）：人生五十，阴气先衰，老人阴亏者多。此方滋养真阴，柔和筋骨。

西洋参（取结实壮大者，刮去皮，饭上蒸九次，日中晒九次）　甘杞子　怀牛膝（酒蒸）　天冬　麦冬　怀生地　怀熟地　仙灵脾八味等分　熬成膏，白汤或温酒调服。

【笺正】此方始见于缪仲醇之《先醒斋广笔记》云：出内府，补心肾，益气血。方止七味，无仙灵脾而用人参。又张三锡《治法汇》亦载之，则更无牛膝。云治一切气血两虚，身弱咳嗽者，罔不获效。凡少年但觉气弱倦怠，津液少，虚火上炎，急宜服之，免成劳损。王秉衡谓参价甚昂，非大力者不能致，易以洋参，可与贫富共之。方名集灵，当以有仙灵脾者为是。王国祥谓惟魏玉璜善用此方，《续名医类案》极言其功效。又谓此即人参固本加味也。峻补肝肾之阴，无出此方之右者。寿颐按：柔润滋填，而择仙灵脾之温煦阳和，不偏燥烈者以调剂之，使阴平阳秘，而不失之滋腻阴柔，是制方之妙义。若嫌其助阳而删去之，则纯是滋填，无一毫阳和之气，诚属非是。且方名集灵，果无仙灵脾，亦有集而不灵矣。牛膝所以导引诸药，归于下焦肝肾之部，亦不可少，惟下元不禁者忌之。若用以治阴虚阳浮，涵阳填阴，则牛膝下达，尤不可少。王易人参以洋参，欲其价

值廉而功效近似也。然洋参苦寒，滋养之力甚薄，仅能
润肺胃燥火，尚有微效。若欲滋补真阴，必不足以语
此。且今日之西洋参，价亦贵于兼金，似犹未为尽善。
不如代以三、五倍之沙参，性亦相近。或用辽参之普通
者，亦不甚贵。固不必效王公巨家，必以六百换、八百
换为良品。近时有以龙眼肉三、四份合西洋参一份，和
匀，饭上蒸透用之。以桂园之温煦，调剂洋参之苦寒，
亦养营益液之妙品也。

　　附录**滋水清肝饮方**（高鼓峰）　治阴虚肝气郁室，
胃脘痛，胁痛。脉虚弦或细软，舌苔光滑鲜红者。方即
六味：地黄汤加归身、白芍、柴胡、山栀、大枣。

　　【笺正】自薛立斋、张景岳、赵养葵辈，滥用六味
地黄，而世之医者，无不视六味为滋阴补肾必须之品，
抑知六味之方，本以八味肾气丸而来，原为肾气不充，
不能鼓舞真阳，而水道不利者设法。故以桂附温养肾
气，地黄滋养阴血，而即以丹皮泄导湿热，茯苓、泽泻
渗利小水，其用山药者，实脾以堤水也。立方大旨，明
为温煦肾阳，导达溲道着想。方名肾气，所重在一气
字，明非填补肾阴肾阳之意。至钱仲阳而专用六味，以
为主治小儿肾虚，究竟丹皮、苓、泽，偏于渗湿，岂可
谓补肾专剂？而今世时医，且直认六味为滋填肾阴妙
药，则中立斋、养葵之毒，但知葫芦依样，而未尝以方
中所用药物情性一思之耳。即有为六味作说解者，辄曰

23

补中有泻,所以灵动。仍是囫囵吞枣口吻,何能识得此中癥结。高氏此方,用六味而加以归、芍、柴胡,能行血中之气,疏肝络之滞,敛肝藏之阴,滋补中乃真有流动之机。且以丹皮、山栀、茯苓、泽泻清泄肝络郁热,治膜胀楮满等证,恰为巧合,所以可取。以视混用六味,不辨真意者,大有区别。读者不可与《薛氏医案》,赵氏《医贯》作一例观。但柴胡疏通肝滞,究嫌升动浮阳,止可暂投一、二次,非可久尝不辍。设使过剂,贻害不小。

附录薛一瓢滋营养液膏方

女贞子　旱莲草　霜桑叶　黑芝麻　黄甘菊　枸杞子　当归身　白芍药　熟地黄　黑大豆　南烛叶　白茯神　葳蕤　橘红　沙苑蒺藜　炙甘草

天泉水熬浓汁,入黑驴皮胶、白蜜炼收。

【笺正】此方汇峻养肝肾二阴诸物,意在厚味滋填,而参用轻清灵动,尚不至于呆笨重浊,所以可法。服之者亦必无滞膈碍胃之虞。

寿颐按:凡服食之药,古人制方,本是立之大法,示以仪型,须于临用之时,相体裁衣,随其人之体质,而斟酌量度,审择增损,即方中诸物,尚可随宜去取,换羽移宫,与时进退,并非教人死于字句之间,呆抄呆用。所以近贤定方,膏丹丸散,间有不载药量者,其诱掖后进,欲其能自变化,庶几活泼泼地,运用无穷,其意深矣。近见《医学大辞典》者，所录此方，注明前十四味各四两，末二味则各二两，无论其是否合宜，而以熟地黄极腻重之质，与橘红、桑、菊等之极轻清者，同一分量，试观古人成方，几曾有如是量药之法，不辨菽麦者否？可见编辑者之草率从事，吾国医学，真扫地尽矣。

附录**薛一瓢心脾双补丸方**

西洋参（蒸透）　白术（蒸熟）　茯神　甘草　生地黄　丹参　枣仁　远志肉　北五味　麦冬　玄参　柏子仁　黄连　香附（制）　川贝母　桔梗　龙眼肉

【笺正】是方从归脾汤加减，亦与集灵膏异曲同工。用黄连者，即柳洲一贯煎法也。

附录**陆九芝坎离丸方论**

九芝封翁《世补斋》文曰：坎离丸者，山右阎诚斋观察取作种子第一方，最易最简，最为无弊。方乃红枣、黑豆等分。红枣色赤入心，取其肉厚者，蒸熟去皮核；黑豆色黑入肾，即大黑豆，非马料豆，椹汁浸透，亦干饭锅内蒸之，蒸熟再浸再蒸。二味合捣如泥，糊为丸。或印成饼，随宜服食。亦能乌须发、壮筋骨，以此种玉，其胎自固，而子亦多寿。壬午夏，曾以此方贡于徐侍郎颂阁，入之便贱验方中。世之专事补阳而用硫、附辈者，慎不可从。如果阳道不起，不能坚久，精薄无子，还是鹿茸，尚为血肉有情之品。然亦须同二冬、二地及黄柏一味，大补其阴，则男妇皆可服，此也诚斋之说也。

按九芝此说，见《世补斋》文十四卷。为徐丈冶伯服坎离丸毓麟，而申论其方义也。大枣补心脾，黑豆补肝肾，而调之以桑椹汁，确是养阴无上妙药，黑大豆尤以一种皮黑肉绿者更佳。豆形如肾，确能补肾，且多脂液，而色黑兼绿，专补肝肾真阴，尤其显然可知。

寿颐按：马料豆本是野生，质极恶劣，不堪供人食品，止可作喂马之料，顾名思义，岂是补品？只以叶香岩好奇，偶然入药，且有时但用其皮，俱是无聊之极思。其后则以此老享有大名，学者咸欲自附于叶派两字，以为负此头衔，无上荣宠。遂皆依样葫芦，竟以此无用之物，认作补阴上品，不值一笑。九芝先生传此方之时，正是叶派之孝子顺孙群相标榜之世，所以于此方黑豆一物，特为申明一句，读者须当猛省！

寇宗奭曰：童年情窦早开，积想在心，月水先闭。盖忧愁思虑则伤心，心伤则血耗竭，故经水闭也；火既受病，不能荣养其子，故不嗜食；脾既虚则金气亏，故发嗽；嗽既作则水气竭，故四肢干；木气不充，故多怒，发宾焦，筋痿。五脏以次传遍，故猝不死而终死也，比于诸劳，最为难治。

沈尧封曰：此条亦从《金匮》虚字内分出，实有是证。但此所愿不得，相火必炽，非补水无以制之。六味地黄汤，补阴泻阳，固是妙法。然脾虚食减，倘嫌地黄腻膈，炒松可也，不然以女贞易之，顾名思义，并泻相火。

王孟英按：此证最难治。六味碍脾，归脾助火。惟薛一瓢滋营养液膏加小麦、大枣、远志，庶几合法。一瓢又有心脾双补丸，亦可酌用。

【笺正】寇氏所述此证，即《素问》所谓不得隐曲，女子不月者也。意淫纷扰，神志荡矣，相火燔灼，血安得不耗？经安得不闭？其食减而脾不司运化者，血耗不行，消化器乃承其弊。况病由情志而来，所思既专，忘餐废寝，水谷所供，早已置之度外，胃之减纳，初由若人之忘其所以。继而习惯自然，谷神能无困乎？经文特提心脾二脏，是犀燃牛渚，洞烛隐微，此"不得隐曲"四字，即以所思不遂而言，特忠厚待人，措辞尤为蕴藉耳。其作嗽者，即相火之上冲。多怒者，即肝阳之外越。发焦筋萎，无一非壮火灼烁津液。一言以蔽之，火炎水竭而已。寇氏旧说，以五行生克，附会五脏递传，太嫌陈腐，却非生理之真。须知五行循环，转辗涂附，何关病态，如此谈医，实是魔道。沈谓六味补阴泻阳，亦嫌肤浅，病到此关，峻补肝肾真阴，犹嫌不及，尚何有泻之可言。丹、泽、茯苓，岂能制此亢极之火？熟地炒松，更有何用？未能免俗，聊复尔尔。窃谓尧封不取，惟谓女贞顾名思义，可作一则格言读。须知此是心病，非于受病之源，自知忏悔，痛下针砭，无论方药如何，终无逃出鬼门关之望。孟英方法，亦聊以尽人事，如曰有功，殆无是理。世恒有及笄之龄，得劳怯病，已是诸虚接踵，医家望之却步，而于归之后，颇能勿药有喜，渐以康复者，即此故也。

楼全善曰：经闭有污血凝滞胞门一证。罗谦甫血极膏，一味大黄为末，醋熬成膏，服之利一、二行，经血自下，是妇科仙药。

沈尧封曰：《金匮》论经闭，有冷无热，非阙文也。盖天暑地热，则经水沸溢，岂反有凝泣不来之理？洁古、东垣，降心火，泻三焦之说，不可尽信。即骨蒸内热，亦属阴亏，非同实火之可寒而愈也。

王孟英按：王子亨《全生指迷方》地黄煎，以生地汁八两，熬耗一半，内大黄末一两同熬，候可丸，丸如梧子大。熟水下五粒，未效加至十粒。治女子气竭伤肝，月事不来，病名血枯。盖瘀血不去，则新血枯也。即《内经》乌贼骨蘆茹丸，仲景大黄䗪虫丸之义。后人但知彼血枯为血虚，而不知血得热则瘀，反用温补，岂能愈此血枯之病？尧封亦为此论，毋乃欠考。

【笺正】得热则血溢，遇寒而血瘀，乃理之常。尧封之说，自是正论。然近世之人，阴虚火旺者最多，先则血本少也而生内热，继则血更少而热更炽。乃火益壮而血益枯，遂并其残余之津液，灼烁煎熬，尽为瘀垢。罗谦甫之血极膏，王子亨之地黄煎，诚为此证而设。然寿颐则谓来源已竭，而尚欲从事于疏通，亦是竭泽而渔手段。少用之则缓不济急，多与之则正不能支。必以大剂滋养之煎方，相辅而行，庶几标本两顾。尧封竟谓热则血无凝泣不来之理，是未悟到此层，诚为笔下失检，致贻孟英之讥。然降心火，泻三焦之二说，竟欲以寒药治血闭，则亦是虚家鸩毒，断不可行。尧封固明知骨蒸内热原属阴亏者，既无浪用寒凉之理，亦必不专用温补以治虚热血瘀也。

朱丹溪曰：肥人痰塞胞门，宜厚朴二陈汤。

【笺正】肥人多湿多痰，阻其脉络，气血为之不利，因而月事愆期者，固是理之所恒有。治宜理湿化痰。苟其粗知医理，亦谁不能凭证选药，岂拘拘于厚朴二陈一个板方所能必效？且湿滞痰凝，亦岂有专塞于一处之事？而乃直曰痰塞胞门，抑何鄙俚至此！

第六节　淋漓不断（一名经漏）

陈良甫曰：或因气不能摄血，或因经行而合阴阳，外邪客于胞内。

王孟英按：亦有因血热而不循其常度者。

【笺正】经事延长，淋漓不断，下元无固摄之权，虚象显然。良甫谓经行交合一层，亦因扰动冲任，有开无合，皆宜封锁滋填，气血并补。此证总是属虚，何有外邪可言。王谓有因血热而不循其常，亦是肝之疏泄无度，必当潜藏龙相，封固滋填，非仅清血热所能有济。须知淋漓之延久，即是崩陷之先机。古人恒以崩漏二字，相提并论，良有以也。

第七节　月事异常

经云：七七而天癸竭。有年过五旬，经行不止者。许叔微主血有余，不可止，宜当归散；《产宝》主劳伤过度，喜怒不时；李时珍作败血论。三说不同，当参脉证。

【笺正】二七经行，七七经止，言其常也。然赋禀不齐，行止皆无一定之候。柔弱者，年未不惑而先绝；壮实者，年逾大衍而尚行。此随其人之体质而有异。故五十经行，未必皆病。学士谓之有余，固可无庸药饵。然亦本无用药可停经事之法。《产宝》所言，亦肝络之疏泄太过，是为病之一端，当从崩例主治。独濒湖以为败血，武断之言，不可为训。总之当止而不止，有余者少，不固者多。崩漏根萌，不容不慎，岂有认作败坏之血，迳投攻破之理。

李时珍曰：月事一月一行，其常也。或先或后，或通或塞，其病也。有行期只吐血、衄血，或眼、耳出血，是谓倒经；有三月一行，是谓居经；有一年一行，是谓避年；有一生不行而受胎者，是谓暗经；有受胎后，月月行经而产子者，是谓胎盛，俗名胎垢；有受胎数月，血忽大下而胎不陨者，是谓漏胎。此虽以气血有余不足言，而亦异常矣。

王孟英按：有未及二七之年而经水已行者；有年踰花甲而月事不绝者；有无病而偶停数月者；有壮年而月信即断者；有带下过甚而经不行者；有数月而一行者；有产后自乳而仍按月行经者；有一产而停经一、二年者。秉赋不齐，不可以常理概也。

【笺正】经行日期，应月而转，亦言其常。若或先或后，参差数天，苟无腰痠腹胀疼痛，及经色或紫或淡，或成瘀块者，则皆因秉赋不齐，不可谓病，妄投药饵。即有经行腹痛，头痛目晕，腰痠脊楚，胸胁胀满，乳房乳头胀痛，及经色不正诸证，治疗之药，亦止可中和柔顺，调养肝脾，运行气分为主，不可偏热偏寒，大攻大补，反致欲速不达，故病未已，新病复起。倒经一证，亦曰逆经，乃有升无降，倒行逆施，多由阴虚于下，阳反上冲，非重剂抑降，无以复其下行为顺之常。甚者且须攻破，方能顺降。盖气火之上扬，为病最急，不可认作无病诿为不必用药。且此是偶然之事，必无一生常常倒行者，若倒逆频仍，则其后将诸病峰起，即生大变矣。居经、避年，固有因于秉赋者，然总缘体弱血少之故，若其先本不愆期，而忽致间月乃行，亦是不足之病，唯间隔之期，殊无一定，有偶间一、二月者，亦有常隔三、五月者。居经、避年等称，亦是随意定名，无甚义理。至于暗经之人，能孕者少，不育者多，其为体虚，尤可想见。若妊后月月行经，又不碍胎，惟旺盛者偶或有之。然虽如期而来，亦必不如平时之多，方为有余而溢之征。如其按月能行，且亦如未孕之状，则终恐固摄无权，半产可虑。胎盛一说，已非确论。又曰胎垢，更是无知妄作，可鄙已极。若胎前血忽大下，则堕者其常，不堕者其偶：且恐有暴崩之变。而濒湖意中，且以为禀赋之奇，并不为病立言，殊未妥惬。即如孟英所述各种，虽不为病者，固亦有之。惟以理法推测，皆属反常。纵令一时尚无病状发见，迨积之日久，必有变幻，亦可断言。寿颐尝见一瘦弱女子，及笄而嫁，不及三年，孕育两次，后即月事净绝，而居恒无病者十余年。其后仅病感冒，不三日即至不起，其年才愈三旬。此可征壮年月断之必非寿征矣。

第八节 血崩（血大至曰崩，此是急病）

《素问》云：阴虚阳搏谓之崩。

许叔微曰：经云：天暑地热，经水沸溢。又曰阴虚者尺脉虚浮，阳搏者寸脉弦急，是阴血不足，阳邪有余，故为失血内崩。宜奇效四物汤，或四物汤加黄连。

奇效四物汤

当归（酒洗） 川芎 白芍（炒） 熟地黄 阿胶 艾叶 黄芩（炒，各一钱）

【笺正】《素问》此节，俱以脉言，阴脉独虚，则其人真阴不能自固，而阳脉偏搏击有力，则阳气不藏而浮动，阴为阳迫，能无崩中妄下之变乎？窃谓即以病情言之，亦即此理。惟阴气既虚，则无自主之权，而孤阳乘之，搏击肆扰，所以失其常轨，暴崩直注。且肝气善于疏泄，阴虚者水不涵木，肝阳不藏，疏泄太过。此崩中一证，所以多是虚阳妄动也。奇效四物汤，即《金匮》之归芎胶艾汤去甘草而加黄芩，以地、芍、阿胶固护阴营，而川芎以升举下陷之清阳，治此证乃为恰好。惟固摄无权，非大封大固，而清理血分之热，并无以制其阳焰，则龙齿、牡蛎、旱莲、女贞、萸肉、白芍之属，必须相辅而行，始有捷效。

山雷曾治兰溪裕大京货店友人陈某室人，年逾三旬，庚申十月，崩漏不绝，延将两月，易医屡矣。脉细软，神疲色夺，授以参、术、蓍、地、白芍、龙、牡、地榆、紫草、艾炭、川芎、阿胶、萸肉、乌贼骨、桑螵蛸、二至、川柏、杜仲、川断、香附、香砂、陈皮、青皮、乌药等，出入为方。三剂和，十余剂而胃纳加餐，脉起色转。渐以即安。按当归一药，富有脂液，气味俱厚，向来视为补血要剂，固亦未可厚非。在阳气不足之体，血行不及，得此温和流动之品，助其遄行，未尝非活血益血之良药。唯其气最雄，走而不守，苟其阴不涵阳，而为失血。则辛温助动，实为大禁。然俗子何知，心目中只有当归补血，归其所归之空泛话头，深印脑海，信手涂鸦，无往不误。此妇自不佞连授大封大固，摄纳滋填之剂，诸恙皆安。胃纳既健以后，有兰邑女科世家夫已氏者，为定一方，滋阴补土，大致亦尚清楚，但有归身三钱，仅进一盏，鲜血徒然暴下，几致厥脱。当归当归，何以竟不归其所归，此中奥窔，大有意味，附识数行，以告来哲。正不独吐衄咯血者之畏其辛升，而必不可以妄试也。

叔微又曰：女人因气不先理，然后血脉不顺，生崩、带等证。香附是妇人仙药，醋炒为末，久服为佳，每服二钱，清米饮调下。徐朝奉内人遍药不效，服此获安。

徐蔼辉曰：叔微理气二字，专主怒气，郁气伤肝，故用香附调气以和肝，慎不可用破气药。

【笺正】气为血帅，气调则血不妄行，凡是血病，气固无不先病者。血之妄升妄降，何一非气先不和，实阶之厉，况多郁多怒者乎？叔微虽止称香附一味，然陈皮、青皮、乌药、香砂之类，皆当随宜佐使，必不可缺。徐谓不可破气，诚是。但香燥之药，重用之固是破耗，轻用之即以吹嘘，是在斟酌分量，亦不必畏如鸩毒。又如玄胡一物，血中气药，能通滞气，而亦和平不燥，实为理气之良药。而世俗但知破瘀，必不敢用，实未尝于临证时细心体验之耳。

薛立斋曰：肝经风热，或怒动肝火，俱宜加味逍遥散。

加味逍遥散

当归　白芍　柴胡　甘草　茯苓　白术　丹皮　黑山栀　加薄荷、姜、枣煎。

【笺正】肝经风热，而为血崩，仍是肝家火扰，内热生风，震动血络，疏泄太过。是宜滋水清肝，以潜息其风火。若怒动肝火，而为崩中，尤宜柔润以平横逆。加味逍遥之柴胡、薄荷，俱能疏泄，且柴胡轻扬升举，风热肝火得之，必致助桀为虐，立斋持论，未免处处颠顶。即曰崩中是降之太过，升举或无不可，究竟肝肾阴虚，升提之法，多在禁例。益气、逍遥非可一概轻试。读立斋书者，所宜审慎。余详后条笺语中。

李太素曰：崩宜理气，降火、升提。

【笺正】崩中是气不摄血，妄行无度，理气本是良图。其有火者，诚宜清而固之。然已是火扰于下，治法又安有降之可言。且气火之所以动者，原于肝肾阴虚，不能涵阳，况复脱血，下虚益甚，则亦不可概与升提，摇其根本，以速大祸。昔贤论东垣升柴之法，谓利于脾胃之阳虚，而最不宜于肝肾之阴虚，极为精切。彼但谓阴液暗耗者言，已恐有拨动根株之变，则崩漏之大失其血者，又当何如？但亦有阳虚而大气下陷之一候，则病虽发于下焦，而源则在于中上。惟其元气不举，坠入下元，则自当补中升清，始能桴应。近贤盐山张寿甫《衷中参西录》有大气下陷一门，持论极精，治验不少。此当以脉证病情，求其源委，正不可与阴虚阳扰之血脱，作一例观。

《金匮》云：寸口脉微而缓，微者卫气疏，疏则其肤空；缓者胃弱不实，则谷消而水化。谷入于胃，脉道乃行；水入于经，其血乃成。营盛则其肤必疏，三焦绝经，名曰血崩。

《笺正》此条见《伤寒论》之平脉法篇。"胃弱不实"，彼作"胃气实"，下又重出实字，连下句读。"水化"上有"也"字。营，彼作"荣"。寿颐按：此节文义，殊不可解。辨脉、平脉两篇，及伤寒例，大都如此。尝细按之，竟似随手掇拾，全无义理可求。各注家偏能勉强敷衍，申说几句，此等旧文，只可存而不论。断不容再为穿凿，自欺欺人。沈氏于此，徒见其有血崩两字，以充篇幅，大是无谓。又不知何缘而讹作《金匮》，真所谓错中错矣。

赵养葵曰：气为阳主升，血为阴主降。阳有余则升者胜，血出上窍；阳不足则降者胜，血出下窍。气虚者面色必白，尺脉虚大。

《笺正》阳升太过，血出上窍，其说是也。若血出下窍，是阴之不守，多有阳气下入于阴中而疏泄无度者，则亦是阳之太过，不可概谓之阳不足。惟别有阳虚元气下陷不能摄血者，则宜大补脾气，重用参、耆，而佐以升清之法。此之阳虚，指元气大气而言，不是火衰，不能用助阳辛热之药。即如赵氏自言，气虚者面色必白一句，亦以中气既馁，而色泽无华，不可误认作虚寒之证，妄用辛温燥热之药。乃养葵直以阳之有余不足，相对成文，殊为含浑。须知气虚之脉，无不细小，乃宜于补中举陷。若果尺脉虚大，又是阴虚不藏，宜涵敛，不宜升举。总之，此公持论，理路多不清澈。读其书者，不可不细加辨别。

东垣曰：下血证，须用四君子补气药收功。

【笺正】下血原是脾气无权，失其统血之职，此指便血而言，尚非专论崩漏。然崩漏固亦有脾阴不守一证，止曰四君补气，而不轻说到升举清阳一层，以为便血崩血善后良图，最为允当。东垣老人一生之大学问，大经济，全在补脾胃升清气用功夫。升柴之法，是此老绝大发明，而此条不曰当用补中益气收功，可知胸中自有泾渭。若立斋之流，动辄升柴，则血脱于下者，多易拔动根本，非东垣之真旨矣。

东垣又曰：人伤饮食，医多妄下。清气下陷，浊气不降，乃生䐜胀，所以胃脘之阳不能升举，其气陷下致崩，宜补中汤。

【笺正】此条东垣之意，即为大气下陷之崩证而设。然措辞殊未熨贴，果有䐜胀，补中汤必非所宜。且以清气下陷，与浊气不降，连类言之，尤其不妥。如果浊气不降为病，而更以升柴升举之，是直欲提其浊气上升，为祸又当何若？

丹溪云：有涎郁胸中，清气不升，故经脉壅遏而降下，非开涎不足以行气，非气升则血不能归遂道。其证或腹满如孕，或脐腹疠痛；或血结成片；或血出则快，止则闷；或脐上动。治宜开结痰、行滞气、消污血。

沈尧封曰：冲为血海，并阳明之经而行。故东垣、丹溪皆主胃脘之阳不升。顾其病源各异，李曰妄下；朱曰痰郁，有腹满如孕，血出反快，止反闷等证可认。妄下则无有也，非问不得。

【笺正】痰涎积于经隧，则络中之血行必滞，郁结成壅，理有固然，积而愈积，非下脱何以自寻去路，故有腹满疠痛，结成片块之证。所谓宜开痰行气消瘀者，

确是治瘀血成崩之不二法门。然所谓涎郁胸中，则清气
不升，经脉壅遏降下云云，殊非此病真相。痰血互结，
不可附会到大气下陷一层。且自谓宜开结痰、行滞气、
消污血。此三者皆导瘀攻破之法，更与清气不升无涉。
此节语气，两面不相照顾，亦非丹溪之言。考丹溪论东
垣升阳之法，尝谓西北之人，阳气易于降；东南之人，
阴火易升（见戴九灵丹溪翁传），故立知柏降火，以救
东垣之偏。此条以瘀血立论，既曰开痰行滞，何为杂以
升气二字，岂不自矛自盾？此盖后有浅者，为之附益。
读丹溪书者，必须分别观之。尧封望文生义，遂有冲脉
并阳明而行之附会，甚至说到胃脘之阳不升。须知瘀血
在下，胃脘在上，既欲破瘀，自是下行为顺，何得以升
举清阳一层，相提并论？尧封盖未之思耳。

　　戴元礼曰：血大至曰崩，或清或浊，或纯下紫血，
势不可止。有崩甚腹痛，人多疑恶血未尽，又见血色紫
黑，愈信为恶血，不敢止截。凡血之为患，欲出未出之
际，停在腹中，即成紫血。以紫血为不可留，又安知紫
血之不为虚寒乎？瘀而腹痛，血行则痛止；崩而腹痛，
血止则痛止。芎归汤加姜、附，止其血而痛自止。

　　【笺正】大崩而后腹痛，血既脱而气愈乱，固不比
乍崩之痛。血色紫瘀，成块成片者，当用导滞消瘀之
法。至于离经之血，一时未即下脱，即成紫色，其说甚
是，亦不可执定紫为瘀血，必投攻破。盖所失既多，断

无不以固摄为急之理。若复见痛即破，见紫即攻，虚者益虚，落阱下石，为祸更烈。但紫血之果是虚寒者，毕竟不多，芎归加姜、附，亦非必能止崩之法，是当以脉证参之，不可执一而论。惟脱血既多者，必以补脾养胃，峻滋肝肾真阴，而合封固摄纳为治，庶可无投不利。腹痛者，固当运气和肝，如香附、乌药、川楝、元胡之属，皆可择用一二。即无痛者，参、术、归、耆、阿胶、杞、地等气血双补方中，亦必加以香砂，青陈皮之属，吹嘘而运化之，始能活泼灵通，补而不滞。否则失之呆笨，非徒无效，且有中满碍化之弊矣。

薛立斋曰：有妇患崩，过服寒药，脾胃久虚，中病未已，寒病复起，烦渴引饮，粒米不进，昏愦时作，脉洪大，按之微弱。此无根之火，内虚寒而外假热也。十全大补加附子，崩减，日服八味丸而愈。又有久患崩，服四物汤凉血剂，或作或止，有主降火，加腹痛，手足厥冷，此脾胃虚寒所致。先用附子理中汤，次用济生归脾、补中益气二汤，崩顿止。若泥痛无补法，误矣。

沈尧封曰：崩证热多寒少。若血大至色赤者，是热非寒；倘色紫黑者，出络而凝，其中有阳虚一证，经云：阳气者，卫外而为固也。营行脉中，卫行脉外，脉外之阳虚，失于卫护，则脉中之营血漏泄。既出络脉，凝而不流，渐渐变紫变黑。然必须少腹恶寒，方可投温。

【笺正】崩中一证，因火者多，因寒者少。然即使是火，亦是虚火，非实热可比。纵当清热，止有地榆、紫草、柏叶、柏皮、栀子、丹皮之类，择用一二，宜于芩、连者，已不多见。本无纯用寒凉之理，况失血之后，阳气亦馁，更无频服寒凉之法。薛案十全、八味一证，明言过服寒凉，则温补所以治药误，非其本病之果宜于温。但虚热烦渴，不当引饮。薛曰引饮，直是笔下之失检处。其第二条先服四物凉血，或已过当，再主降火，以致腹痛肢厥，亦是为药所误。此寿颐所以谓纵使有火，已是阳陷入阴，安得有降之一字可言者也。沈论阳虚一证，谓必少腹恶寒，方可投温，固是认证要诀，然须知其余见证，毕竟可参，脉状舌苔，亦必有据。惟血去既多，气随血耗，真阳往往无权，多有宜于温煦者。温煦之药，乃温和之温，非辛燥大热一类。昔人谓暴崩宜清，可知久崩者不可恣用凉药。否则执呆方以治活病，正以招立斋之讥矣。

崩证极验方

地榆　生牡蛎各二钱　生地四钱　生白芍三钱　黄芩　丹皮各一钱半　川连五分　甘草八分（炒）　莲须　黑栀各一钱　水煎服。

沈尧封曰：一妇日服人参、阿胶，血不止，投此即效。因伊带多，偶以苦参易芩，血复至，用芩即止；去连，血又至，加连即止。

寿颐按：苦参太嫌苦寒，芩、连必因证而投，不可拘泥。

尧封又曰：一妇患崩月余，余诊时，大崩发晕几脱。是方加人参一钱，服之即定，十剂而安。

寿颐按：大崩发晕，本非人参不可，止用一钱，尚嫌太少。

尧封又曰：一妇患此，年逾五旬，投人参、阿胶不效。一日用黄连五分，甚不相安。一医云：是气病。用酒炒香附、归、芍、丹皮、黄芩、牡蛎、枣仁、黑荆芥各二钱，郁金一钱五分，橘皮一钱，上沉香磨冲三分，柴胡五分、棕榈炭八分，煎服，一剂崩止。除柴胡、荆芥、棕炭，数剂食进。复加白术为散，服之作胀，减去即安。

寿颐按：用药必因症加减，乃能活泼灵动。观是案，加连不安，可见前方本非呆板必验之药。人参、阿胶皆有应有不应，视佐使之相称否耳。白术亦非必胀者，惟阿胶非胃纳尚佳，不宜早用。

尧封又曰：一崩证，少腹恶寒，用桂附八味丸，收全效。

【笺正】右方温而不补，再加固涩钦阴，为下焦阳虚者立法，未尝不轻清灵活。然惟气体尚强，略偏虚寒

者为宜。若血去已多，亦非正治，且固护亦嫌不及。寿
颐治此证，必以介类潜阳，收摄横逆龙相之火。如生龙
齿、生牡蛎、生玳瑁之属。俗子每谓一味兜涩，蛮封
蛮锁，甚且望而生畏。不知血之所以妄行，多是雷龙
相火，疏泄无度。惟介类有情，能吸纳肝肾泛滥之虚
阳，安其窟宅。正本清源，不治血而血自止，非强为
填塞之法。视莲须、败棕、石榴皮等之酸收苦涩者不
同，故取效捷而无流弊。且沉重质坚，纳入煎剂，气
味俱薄，非重用不能有功。而无识者见余用至两许分
量，又复舌挢不下，传为话柄。耳食者不辩真理，一
至于此，真是令人绝倒。寿颐终谓前方牡蛎仅止二钱，
难生效力，近人盐山张寿甫，善用萸肉，大剂有至四
两者，摄纳肝阳，而峻补肝肾之阴，大有作用，非好
奇可比。

　　王孟英按：经漏崩淋，并由精窍出，惟溺血从溺窍
而下。妇女虽自知，然赧于细述。医者不知分辨，往往
误治。更有因病汛愆，而冲脉之血改从大肠而下者，人
亦但知为便血也，临证均须细审。

　　【笺正】由精窍出者，时时而下，其人不能自主。
从溺窍出者，小溲可以自主，故溺血必随小溲而见，不
小溲则无有也。医者能以此辨证，则闺中人虽不能自
述，亦可一问其溲便而知之。王又谓有汛愆改从大肠而
下者，潜斋治案中确有此一则，然千人之一，不可多得

者也。月事隶于冲任，终是理想。孟英于此，难免言之太过。

第九节　带下（与男子遗浊同治）

《素问》云：任脉为病，与男子内结七疝；女子带下瘕聚。

【笺正】任脉以担任身前得名。任脉病则失担任之职，斯气结者成疝，血结者成瘕。或不能固摄，则带下作矣。此证有湿热胶结，清浊混淆而淫溢者；有相火亢甚，疏泄太过而渗漏者。又有肝肾阴虚，不能固摄之证，止是带下之一端。而"任脉为病"一句，实兼此三者而包涵其中。故一见带下，即指为冲任不固，带脉无权之虚证，而辄投补涩者，绝少见效。尧封谓与男子遗浊同治。诚然，治遗浊者，固不可仅以兜涩为能者也。

又云：脾传之肾，名曰疝瘕。小腹冤结而痛，出白，名曰蛊。

【笺正】此脾湿下流，由肾而传之膀胱者。盖即输尿管之清浊不分，故小腹为之郁结作痛。而白液自下，是即男浊女带之因于湿热胶结者也。冤，读为菀。实即郁塞之郁。唐释玄应《一切经音义二》引《广雅》：冤，抑也。抑、塞义近。故郁结之郁，可假"冤"字为之。

又云：少腹冤热，溲出白液。

【笺正】此亦男子之白浊，女子之白带，少腹郁热，是即相火亢甚之所致也。

又云：思想无穷，所愿不得，意淫于外，入房太甚，发为白淫。

【笺正】所思不遂，龙相之火，因而外越，是即亢火疏泄太过之带下，入房太甚，则冲任不守，是为虚脱之带下。合观《素问》数节，则男子遗浊，女子带下之病因，总不外湿火、相火、阴虚不守三途而已。

沈尧封曰：带下有主风冷入于胞络者，巢元方、孙思邈、严用和、杨仁斋、楼全善诸人是也；有主湿热者，刘河间、张洁古、张戴人、罗周彦诸人是也；有主脾虚气虚者，赵养葵、薛立斋诸人是也；有主湿痰者，丹溪是也；有主脾肾虚者，张景岳、薛新甫是也；又有主木郁地中者，方约之、缪仲醇是也。其所下之物，严主血不化赤而成；张主血积日久而成；刘主热极则津液溢出。其治法有用大辛热者，有用大苦寒者，有用大攻伐者，有用大填补者。虽立论制方，各有意义，然其所下之物，究竟不知为何物。惟丹溪云：妇人带下，与男子梦遗同。显然指着女精言，千古疑窦，一言道破。但精滑一证，所因不同，惜其所制之方，囿于痰火二字中耳！由是言之，白带即同白浊，赤带即同赤浊，此皆滑腻如精者。至若状如米泔，或臭水不粘者，此乃脾家之物，气虚下陷使然。高年亦有患此，非精气之病，不可混治。

【笺正】古病多属虚寒，故巢氏《病源》、孙氏《千金》，皆以辛热治带下。此今时所绝无仅有之候，可以存而勿论。若湿热则今病最多，而亦最易治。其所下者，必秽浊腥臭，甚者且皮肤湿痒，淫溢欲腐。若夫脾虚气虚之证，固亦有之，则东垣之所谓清阳下陷，果属气陷，参耆补中，而少少升清，亦尚易治。但立斋、养葵所言，则几几乎万病尽然，断不足据。丹溪以湿痰立论，实即湿热之病，不足为异。景岳以脾肾两虚为言，则带出精窍，言肾较为切近。视专论脾胃清气不升者，尤为明白。新甫即立斋，而尧封似乎认作二人，是其失检。若缪仲醇以为木郁地中，实即相火郁窒横行而疏泄太过耳。古人许多治法，惟戴人大攻，断不可训。此外则大温、大寒、大补，各有对药之病，因证立方，俱有至理，不可偏废。丹溪谓带下同于梦遗。寿颐窃谓遗之与浊，虽同是精窍为病。但遗则一泄而即止，浊则自下而无时，其证不同，带下是时时频下，非遗泄之发作有时者可比，当以浊论，不当以梦遗为拟。虽用药无甚分别，但病状确是不同，不可混合为一。丹溪专以痰火主治，因是证之属于湿热者最多耳。若夫腥秽不粘之带下，多是溺窍为病，由肾之输尿管来，不出于输精之管，乃湿浊下流，肾中输尿之管不能泌别清浊所致。高年童稚，皆有此证，在湿盛热甚之人，当以实火论，未必皆气虚之下陷，是当淡渗以通理水道。尧封固亦知其非精气病，但迳谓是脾家之物，得毋失之偏执？究竟前阴浊垢，必非从脾脏溢出，此则今之所敢断言者也。

尧封又曰：戴元礼论赤浊云，精者，血之所化。有浊去太多，精化不及，赤未变白，故成赤浊，此虚之甚也。何以知之？有人天癸未至，强力好色，所泄半精半血。若溺不赤，无他热证，纵见赤浊，不可以赤为热，只宜治以白浊法治之。观此则以赤带为热者谬矣。

【笺正】赤浊赤带，本因相火太亢，热毒扰其血分使然。其人小溲必少，热如沸汤，一问可知。此非大剂清火泄导，何能有效？戴氏所论之大虚赤浊，确乎有之。然特其一端，非凡是赤浊皆如此也。无论何病，各有其源，本不可仅据病状，以断定其寒热虚实，毕竟各有其他之脉状可据，不当泛泛然一概论。赤带为热，本属盲人妄说。若其果确，则白带白浊，皆寒病矣。观于尧封引及是说，可知其时市医，竟以谰言认作实理。此与湿热滞下之病，或赤或白，而俗之亦有谓赤热白寒者，同一痴人说梦。

王孟英按：带下，女子生而即有，津津常润，本非病也。故扁鹊自称带下医，即今所谓女科是矣。《金匮》亦以三十六病隶之带下。但多即为病，湿热下注者为实；精液不守者为虚。苟体强气旺之人，虽多亦不为害，惟干燥则病甚，盖营津枯涸，即是虚劳。凡讯愆而带盛者，内热逼液而不及化赤也；并带而枯燥全无者，则为干血劳之候矣。汇而观之：精也、液也、痰也、湿也、血也，皆可由任脉下行而为带。然有虚寒，有虚热，有实热三者之分。治遗精亦然。而虚寒较少，故天士治带，必以黄柏为佐也。

【笺正】孟英谓女子生而带下，不足为病，即其所谓津津常润者。本属无多，亦不秽恶，是以世俗有十女九带下谚，诚不必药。且闺中隐曲，原不告人。亦少有以此求治之。如其太多，或五色稠杂及腥秽者，斯为病候。虚寒、虚热、实热三层，包涵一切浊带诸证，果能明辨及此，治法已无余蕴。至谓枯燥全无者，即是虚劳之候，此即《褚氏遗书》之所谓枯则杀人者。苟非真阴之告匮，皆其斫丧太过，合多而津干液耗者也。孟英体验及此，确是古人未道之语。惟任脉下行为带一层，究属理想，此与上文之冲脉下为月事，同一语病。吾侪处此开明之世，立说宜句句踏实。凡遇古人悬拟想象之辞，不可不为矫正，但亦不必以此为古人病耳。

妙香散　治脉小食少，或大便不实者。

龙骨　益智仁　人参各一两　白茯苓　远志（去

骨）茯神（去木）各五钱　朱砂二钱五分　炙甘草（钱半为末）　每服酌用数钱。

【笺正】此王荆公方，为虚证之遗浊带下设法。于固涩之中，仍以利水化痰辅之，补而不滞，颇为灵动。但今之普通龙骨，无固摄之力，必以青龙齿之粘舌牢固者为佳，尤须生用。乃能潜阳摄阴，决不可煅。煅则为石灰，枯燥无用，且能为害。

又按：远志微温，是化痰妙药，此东瀛人之新发明，恒以为治痰主宰。可以独用，且可重任而无弊。寿颐频年经验，信而有征。古人旧说，认作能开心窍，不敢重用，未能有效，说详拙辑《本草正义》。

地黄饮子去桂附　肾阴不足，肝阳内风鼓动而滑精，其脉弦大者宜之。叶天士云：天地温和，风涛自息。又云：坎中阳微，下焦失纳。又云：肝为刚藏，不宜温药；只宜温柔养之。

水制熟地八钱　川石斛　麦冬　茯苓各一钱五分　石菖蒲　远志肉　巴戟肉　干淡苁蓉各一钱　五味子　山萸肉

沈尧封曰：末二味酸药可去。

【笺正】河间地黄饮之，治猝然喑痱，肢废不用。是为肾脏气衰，阴阳两脱于下，而浊阴泛溢于上，气血冲激，扰乱神经者立法。其证必四逆肢清，或冷汗自出，其脉必沉微欲绝，其舌必滑润淡白。故以麦冬、熟地峻补真阴；桂、附、戟、蓉温养元气；五味、萸肉酸以收之。所以招纳涣散，返其故宅，理法极密。本不可以治肝阳上冲之脑神经病，此方说解，不佞别有发明，见拙编《中风斠诠》。此去桂、附，借用以治阴虚阳扰之遗浊崩带，填摄真阴，本欲以静制动，涵歆虚阳，则方中菖、远开泄，尚非所宜。而巴戟、苁蓉，更嫌有温煦之性，反以助阳，尚宜斟酌损益。而尧封反谓萸肉、五味酸收可去，颇失制方之意。盖本为虚而不固者立法，正是利用其酸收，既无湿浊实邪，尚复何嫌何忌。又引叶氏说天地温和，风涛自息，则为阴霾肆逆之病而言，可以论地黄饮子之全方。若既去桂、附治肝风鼓动，叶氏已全不相涉。而"坎中阳微，下焦失纳"二句，更是盲人扪烛，无此情理。须知坎中阳微而不能固摄者，理固有之，何所谓纳，若果阳微，何以反去桂、附？徐批《临证指南》每谓叶老半通不通，此类是也。若曰肝为刚藏，不宜投刚燥之药，则滋养肝阴，惟以甘润为主，亦宜柔而不宜温。要之肾家阴虚，相火鼓动，而为遗浊崩带之病，本是最多，脉弦且大，龙雷不藏，是方与缪氏《广笔记》之集灵膏，魏柳洲《续名医类案》之一贯煎，皆滋养真阴，摄纳浮阳之上乘禅也。

补肾阴清肝阳方 王宇泰曰：肾为阴，主藏精；肝之阳，主疏泄。故肾之阴虚，则精不藏；肝之阳强，则气不固。

　　藕节　青松叶　侧柏叶各一斤　生地　玉竹　天冬各八两　女贞子　旱莲草各四两熬膏服。

　　沈尧封曰：此方以清芬之品清肝，不以苦寒之药伤气。

　　【笺正】此治肝肾火亢而疏泄无度之遗浊崩带，火旺阴耗，故清火不在苦寒而在甘润。又选用清香芬芳之品，以疏络中郁热之气，尤为心灵智巧。

　　八味丸　戴元礼曰：有赤白浊人，服玄菟丹不效，服附子八味丸即愈者，不可不知。

　　沈尧封曰：此即坎中阳微，下焦失纳之意，屡用有效。

　　王孟英按：阴虚而兼湿火者，宜六味丸。甚者，加黄柏尤妙。

　　【笺正】浊带之因于下元阳虚不能固摄者，其证甚少。戴氏所谓八味一法，如不见有确切之脉证，不可轻率引用，其方仍以养阴为主，稍加桂、附，燠恤下元，而仍赖丹、泽、茯苓通泄水道，本非专为补肾之药，用于是证，乃与仲景八味肾气丸之主旨符合，与立斋、养葵诸公，意认作温补元阳主剂者，识见不同，胡可以道里计。若孟英所谓阴虚而兼有湿火，则宜六味加黄柏，惟其有湿火在下，六味全方，始为合辙。此与薛、赵辈之直谓六味补水者，不可同日而语也。

附玄菟丹（《局方》）

菟丝子十两　　五味子七两　　茯苓　莲肉各三两　　山药六两

【笺正】此亦填阴固摄之意。然药味尚嫌太泛，不如前两方多矣。

松硫丸。此是方外之方，治赤白浊、赤白带，日久不愈，无热证者，其效如神。

松香、硫黄二味，铁铫内溶化，将醋频频洒上，俟药如饴，移铫至冷处，用冷水濡手，丸如豆大。必须人众方可，否则凝硬难丸。每服一丸。

王孟英按：此方究宜慎用。

【笺正】此必下焦无火，而虚不能固之浊带，方是对病。然此证极少，如其有之，则硫能温养肾火，而性滑利，非蛮钝封锁之比，所以神效。

固精丸　《选注》云：阳虚则无气以制其精，故寐则阳陷而精道不禁，随触随泄，不必梦而遗也。必须提阳固气，乃克有济。寿颐按：《选注》，盖王子晋三氏之《古方选注》。

鹿茸一具　鹿角霜分两同茸　韭子　淡干苁蓉各一两　五味子　茯苓　熟附子　巴戟肉　龙骨　赤石脂各五钱　酒糊丸。

【笺正】此方专为肾家无阳，关闸不守者立法。《选注》谓寐则阳陷，正以阴分本弱，寐则气静而阳入于阴，扰其精关，故选用茸角能通督脉之阳，而力任升举者以提其陷，制方确有精义。然须知阳陷之阳，与相火不藏之阳，大有区别，不可混治。原本龙骨下有煅字，是俗家谬见，兹特删之。

温柔清法　叶氏治白淫。

白龙骨　桑螵蛸　湖莲　芡实　茯苓　茯神　金樱子　复盆子　远志肉　蜜丸。

【笺正】此方诸药，一例收涩，必纯属虚不能固者可用。然未免呆笨，难收实效。莲子、芡实，终是食品，混入药剂，用非所用，殊为魔道，自天士老人笔头弄巧，以开其端，而吴子音伪撰《三家医案》，随其流而扬其波。甚至海参、淡菜、鲍鱼胶之属，悉入煎方，不佞每戏谓之厨子开单，惜乎不调酸咸，而杂入草木队中，乃使腥闻扑鼻，令人欲呕。物苟有知，能毋叫屈！白龙骨不如青龙齿有效。

《赤水玄珠》**端本丸**　治脉大体肥，大便晨泄不爽，湿热遗精，极验。叶天士云：湿热之病，面色赤亮可证。

苦参　川柏各二两　牡蛎　蛤粉　葛根　青蒿　白螺丝壳（煅）各二两　神曲和丸。

【笺正】苦能胜湿，兼以固涩。而葛根能升胃气，以治湿热遗浊，亦能分清泄水，选药自有巧思。但白螺丝壳，有处则极多，而无处则难觅，究非主要之药，孙东宿侈言其功，终是谂痴之见。何如以牡蛎漂取净粉用之，摄纳固下，而亦清利湿热，颇有实效。叶氏所谓湿热病面色光亮，直是孩子话头。

《本事方》**清心丸** 戴元礼曰：有经络热而滑者，此方最妙。大智禅师云：腰脊热而遗者，皆热遗也。

黄柏 冰片 盐汤为丸。

徐蔼辉曰：亦有阴亏之极，致腿足、腰脊肝肾部位作热而遗者，又宜填阴固涩，以敛虚阳，非可妄投清火，宜详辨脉证。

【笺正】冰片太寒，非实热证不可用。许氏方为湿甚火炽者立法，是实证。但二味必非等分，龙脑视黄柏，二十之一足矣。蔼辉所言，则阴虚甚而火反外浮者，病情天渊，然其他见证，亦大不同。孟英所谓凡勘一证，有正面必有反面。治医者胡可以心粗气浮？

导赤散 李濒湖曰：一壮年男子，梦遗白浊，少腹有气上冲，每日腰热，卯作酉凉。腰热则手足冷，前阴无气，腰热退，则前阴气动，手足温，又且多下气，暮多噫气，时振，逾旬必遗，脉弦滑而大。偶投涩药，则一夜二遗，遂用此方大剂煎服，遗浊皆止。

生地 木通 甘草梢

【笺正】东璧所述，正在壮年，明是相火太亢，郁极而泄，少腹气冲，是肾火之上奔。正与《伤寒论》之奔豚证，为肾中寒水上溢者，一水一火，两相对峙，而其属于肾气上奔则一。又是孟英之所谓见证同，而病理寒热之一正一反者。腰热之所以卯作酉凉，正是实热之据，故最盛于日中阳气正旺之时。其手足冷者，热聚于里，而四末反寒，亦即热深厥深之义，以前阴气定，则其热独注于里，腰热既退，而手足乃温，前阴气动，亦是此往彼来，肝热而气之疏泄作用，但未易说明其实在生理之关系如何耳！且腰是肾之部，此说独热，非肾热而何？脉弦滑大，情状昭著。涩之则郁热反盛，肾肝愈郁，而疏泄之力愈猛，所以一夜二遗。木通苦泄宣通，以治火亢郁热，恰合分寸，大剂灌沃，尤为力专任重，是方是证，大有心思。此条见证，颇与上条所主之病相近。然上方颇呆，此方灵活，在木通一味，以通为用故也。

王孟英按：任脉虚而带下不摄者，往往滋补虽投而不能愈。余以海螵蛸一味为粉，广鱼鳔煮烂，杵丸绿豆大，淡菜汤下，久服无不收效，真妙法也。

【笺正】凡虚不能固之病，滋填收涩，最无近功，良以奇经滑泄，草木无情，故未易收全绩。孟英此法，血肉有情，竹破竹补，别有会心。虽奇而不离于正，妙在丸以缓治，方能渐入下焦。视叶派竟以海味作汤，药之腥腻难咽者，自有泾渭之别。寿颐尝以海金砂合川柏末两味，用鲜生猪脊髓打和丸，治阴虚有火之浊带，多效，亦引清理之药直入督任者也。

第十节　求子

【素问】云：女子二七而天癸至，任脉通、太冲脉盛，月事以时下，故有子；七七而任脉虚，太冲脉衰少，天癸竭，地道不通，故形坏而无子。

沈尧封曰：求子全赖气血充足，虚衰即无子。故薛立斋曰：至要处在审男女尺脉，若右尺脉细，或虚大无力，用八味丸；左尺脉大，按之无力，用六味丸；两尺俱微细或浮大，用十补丸。此遵《内经》而察脉用方，可谓善矣。然此特言其本体虚而不受胎者也。若本体不虚而不受胎者，必有他病。缪仲醇主风冷乘袭子宫；朱丹溪主冲任伏热；张子和主胞中实痰；丹溪于肥盛妇人，主脂膜塞胞；陈良甫谓二三十年全不产育者，胞中必有积血，主以荡胞汤。诸贤所论不同，要皆理之所有，宜察脉辨证施治。荡胞汤在《千金》为妇人求子第一方，孙真人郑重之。

【笺正】生育之机，纯由天赋，本非人力之所能胜天，更何论乎药物。惟能遂其天机，而不以人欲乱性，断无不能生育之理。世之艰于孕育者，大率皆斫丧过度，自损天真，是以欲求孕育，惟有节欲二字，善乎袁简斋引某理学家言，答其门人求子者，谓汝能学鸟兽，则有子矣。乍聆此论，岂不可骇。须知鸟兽之合，纯是天机，不妄作为，应时而动，所以无有不生，而亦无有不长者。简斋更为之申一说曰：行乎其所不得不行，止乎其所不得不止，即生乎其所不得不生，是岂草木根荄所能代天宣化者。上古天真论谓任脉通，太冲脉盛，则有子。任脉虚，太冲脉衰少，则无子。虽为女子言之，亦岂仅为女子言之，正惟冲任充盛，根基已固，然后阳施阴受，胥能有成。尧封"气血充足"四字，固已包举一切，则反是以思，行乎其所不当行，天癸那不早竭，地道不通，形坏无子，又岂必俟乎七七八八之龄耶，立斋审察尺脉一言，其理不可谓不切。而八味、六味、十全三方，岂是确当之药？立翁惯技，终是可噱！若沈所谓本体不虚而不受胎，则不虚即实，子宫必有所蔽，故不能感。诸贤持论，未尝不极其理想之能事。然生理之真，亦未必果与诸家所论，所以如法用药，纵使脉证近似，亦不能一索而得，而《千金方》之主破瘀；张戴人之主荡涤，尤恐不顾其后，利未得而弊即随之，学者不可猛浪从事。且戴人所谓胞中实痰；丹溪所谓脂膜塞胞；良甫所谓胞中积血，无一非盲人谈天之故智，宁不可哂？

荡胞汤

朴硝　丹皮　当归　大黄　桃仁（生用）各三铢　厚朴　桔梗　人参　赤芍　茯苓　桂心　甘草　牛膝　橘皮各二铢　附子六铢　䗪虫　水蛭各十枚

上十七味㕮咀，以清酒五升，水五升，合煮取三升，分四服，日三夜一，每服相去三时，更服如前，覆被取微汗。天寒汗不出，着火笼之。必下脓血，务须斟酌下尽，二三服即止。如大闷不堪，可食酢饭冷浆一口，即止。然恐去恶不尽，忍之尤妙。

王孟英按：子不可以强求也，求子之心愈切，而得之愈难。天地无心而成化，乃不期然而然之事，非可以智力为者。惟有病而碍于孕育之人，始可用药以治病。凡无病之人，切勿妄药以求子，弄巧反拙，岂徒无益而已耶，纵使有效，而药性皆偏，其子禀之，非夭札，即顽悖，余历验不爽。

【笺正】孕育之事，无所为而为，岂有人力可以矫揉造作之理。所谓夫妇之愚，可以能知能行，而圣人有所不知不能者。如谓金石草木，可以强无为有，是直以人欲胜天理。吾知虽有高贤，断不敢作此无端之梦想。而俗子偏能为此说者，止以逢迎富贵，为衣食计。孟英谓非可以智力为，顶门一针，吾知求方者与方者，皆如冷水浇背，默尔而息。快人快语，揭尽俗子丑态，又谓有病而碍于孕育者，始可用药以治病。须知所以不得不用药者，止是为治病计，实非作蓝田种玉想。寿颐恒见艰于子嗣者，不悟其丧失之多，日以求方求药为当务之急，而医家工于献媚，乐为处方，抵掌高谈，莫不自谓果有奇术，无非搜括老人垂竭之脂膏，妄冀背城借一。纵令如愿以偿，而先天既薄，又以燥烈之药石助之，生而必多胎毒，奇病百出，长育极难，确已屡见之。孟英更论到顽悖一层，正是阳药刚烈之余焰，有以成其禀赋，此理之常，免足怪者，彼痴心梦想之流，读此亦当可以废然返矣。

王孟英按：盪胞汤虽有深意，其药太峻，未可轻用。惟保胎神佑丸，善舒气郁，缓消积血，不但为保胎之良药，亦是调经易孕之仙丹。每日七丸，频服甚效。余历用有验，最为稳妙。方见下卷。

【笺正】盪胞汤以盪涤胞中恶瘀取义。其意盖谓妇人无不生育之理，其所以不孕者，由瘀浊积于胞中故耳。寿颐谓此是理想，殊不足征。胞者何物，必不指膀胱而言，因聚溺之器，与子宫之孕育何涉？如曰即是子宫，纵有瘀垢，岂服药而能盪涤到此？宁非理想之病状，且亦是理想之作用。而竟聚集许多攻破盪涤走窜之物，足以扰乱之而有余，果用是方，必犯孟英所谓岂徒无益之弊，虽是古方，断不可信。惟孟英所称之保胎神佑丸，亦极平常，且每服止桐子大之七丸，何能有效？乃孟英颇推重之，谓有殊功，此亦仁人之用心，惟恐俗子谬服毒药，反以自祸耳！若曰果谓调经之仙丹，寿颐虽愚，敢断其必无是事。惟谓其善舒气郁，庶几近之。

王孟英又按：世有愚夫愚妇，一无所知，而敏于生育者，此方灵皋所谓此事但宜有人欲，而不可有天理也。观于此，则一切求子之法，皆不足凭。况体气不齐，岂容概论，有终身不受孕者；有毕世仅一产者；有一产之后，踰十余年而再妊者；有按年而妊者；有娩甫弥月而再妊者；有每妊必骈胎者；且有一产三胎或四胎者。骈胎之胞，有合而分。其产也，有接踵而下者；有踰日而下者；甚有踰一旬半月而下者。谚云：十个孩儿十样生，是以古人有宁医十男子，莫医一妇人之说。因妇人有胎产之千态万状，不可以常理测也。世之习妇科者，不可不究心焉。

【笺正】孕育纯是天然。即胎前状态，亦复万有不齐，莫名其妙，脉不足凭，证不足据。阅历愈多而所见愈奇。孟英谓千态万状，不可以常理测，真是从见闻广博得来，非浅学者能道只字。

王孟英又按：古人五种不男，曰螺、纹、鼓、角、脉，而人多误解。余谓螺乃骡字之伪。骡形之人，交骨如环，不能开坼，如受孕，必以产厄亡。纹则阴窍屈曲，如纹之盘旋，碍于交合，俗谓之实女是也。后人不知骡形之异而改为螺，遂以纹之似螺者，又混于鼓。鼓者，阴户有皮鞔如鼓，仅有小窍通尿而已。设幼时以铅作铤，逐日纤之，久则自开，尚可以人力为也。角则阴中有物，兴至亦有能举者，名曰二阴人，俗云雌雄人是也。脉则终身不行经者，理难孕育。然暗经亦可受胎。钱国宾云：兰溪篾匠之妻，自来无经，而生四子一女，故五种之中，惟三者非人力所能治，而纹、角二种，并

不可交也。特考定之，以正相传之伪。又骡形之女，初
生时，稳婆技精者，扪之即知。其可男可女之身，名人
痾者，亦角类也。

【笺正】孟英所谓不男者，言妇女不能与男子相接
者也。天地之大，乖气所钟，反常之事，往往而有，此
非寻常生理学所可研求其故者。既有男子之不能接女，
亦自当有此奇异之女子，固不可以耳闻目见之所不恒
有，而以为必无是事也。王谓螺当作骡，盖是。骡古作
赢，驴父马母，其形似母，而两耳最长，故有长耳公之
名。此畜不能生育，古籍中也多有道及者。但孟英所谓
交骨不能开坼，则殊不然。今知人之前阴横骨，绝无能
开能合之事。但能妊而不能产者，不侫于廿余岁时，确
曾亲见一人，其人初次受妊，临产大难，数日竟不达
生，稳婆以手术剖割其儿，幸全母命。当时人言藉藉，
亦谓此即交骨不能开者。其后此妇又复得胎，临盆又是
不产，以家居在南翔镇，离上海仅四十余华里。而妇兄
张某，颇称富有，乃絜其妹往沪，求治于西国医家。竟
用麻醉剖腹取儿，母虽得甦，然从此小溲无时，且不能
自主矣。其时西医，亦只谓此人生理有异于众，必不能
达生。并谆嘱其以后不可再妊，妊则必无生存之望。亦
未尝言其交骨不开。孟英所说，因此种人在生理上确有
特殊之形质，附会之以为骡类，只可以备一异闻，胡可
遽作同等观。孟英又谓骡形之女，初生时，稳婆技精

者，扪之即知，此必实有事，则此等形体之大异于常人，当显而易见。如果咎在交骨不能开坼，则岂有在初生之时，而已能知其将来之开与不开耶？纹者、鼓者，则即俗之所谓石女。其所谓角者，则且有时而可男。史家谓之人妖，实自有此奇异之禀赋。但反常之谓怪，终是戾气之所召，宜乎史家五行志中，志之以示变也。钱国宾之名，见魏玉璜《续名医类案·奇病门》，载有治案三条，而不详其出处。桐乡陆定圃《冷庐医话》二卷谓魏氏家藏本有注云：钱圹人，万历时人，有《寿世堂医案》四十则，多奇疾，乃刻本，由杭太史董甫处借得。凡三十二字。阁本无。

第十一节　受胎总论

李东璧曰：《复》云，男女构精，万物化生，乾道成男，坤道成女。褚澄言血先至裹精则生男；精先至裹血则生女。阴阳均至，非男非女之身；精血散分，骈胎品胎之兆。《道藏》言月水无后，一、三、五日成男，二、四、六日成女。东垣言血海始净，一、二日成男，三、四日成女。《圣济》言因气而左动，阳资之则成男；因气而右动，阴资之则成女。丹溪乃非褚氏而是东垣，主《圣济》左右之说立论，归于子宫左右之系，可谓悉矣。窃谓褚氏未可非，东垣亦未尽是也。盖褚氏以气血之先后言；《道藏》以日数奇偶言；东垣以女血之盈亏言；《圣济》、丹溪以子宫之左右言。各执一见，会而通之，理自得矣。盖独男、独女，可以日数论，骈胎、品胎，亦可以日数论乎？史载一产三子、四子，有半男、半女，或男多、女少，或男少、女多，则一、三、五日为男，二、四、六日为女之说，岂其然哉？褚氏、《圣济》、丹溪，主精血子宫左右之论为有见，而《道藏》、东垣日数之论为可疑矣。王叔和《脉经》，以脉之左右浮沉，辨所生之男女；高阳生《脉诀》，以脉之纵横逆顺，别骈品之胎形，恐臆度之见，非确论也。

王孟英按：《阅微草堂笔记》云，夫胎者，两精相搏，翕合而成者也。媾合之际，其情既洽，其精乃至。阳精至而阴精不至，阴精至而阳精不至，皆不能成；皆至矣，时有先后，则先至者气散不摄，亦不能成。不先不后，两精并至，阳先冲而阴包之，则阳居中为主而成男；阴先冲而阳包之，则阴居中为主而成女。此生化自然之妙，非人力所能为。故有一合即成者，有千百合而终不成者。愚夫妇所知能，圣人有所不知能，此之谓矣。端恪后人沈君辛甫云：胎脉辨别处，诚医者所当知。若受妊之始，曷以得男，何缘得女，生化之际，初无一定。诸家议论虽奇，无关损益，置之可也。

【笺正】孕育之理，天然生化，既非人力所能作为，又岂理想可以推测。濒湖所引诸说，终是扪烛扣槃，殊可不论。《褚氏遗书》本出依托，更属空谈。纪文达天资聪颖，心思尤其透彻。《阅微草堂笔记》一则，《滦阳续录》第三卷讬之神怪，何可认真。有谓胎必成于月信落红以后者，精如谷种，血如土膏，旧血败气，新血生气，乘生气乃可养胎，似乎推勘入微，较诸前人所说，差为近情，然先冲后包，仍不能跳出《褚氏遗书》窠臼。沈辛甫一笔勾除，真是快刀斩乱丝之无上妙法。

第十二节　辨胎

《素问》云：妇人足少阴脉动甚者，妊子也。

沈尧封曰：足少阴，肾脉也。动者，如豆厥厥动摇也。王太仆作手少阴。手少阴脉应在掌后锐骨之端陷者中，直对小指，非太渊脉也，必有所据。全元起作足少阴，候在尺中。经云：尺里以候腹中。胎在腹中，当应在尺，此为近理。

【笺正】胎元乍结之时，气血运行，理当有滞，脉象应之而不条达，故其形如豆如珠，一粒突起，指下厥厥动摇，因谓之动。所以大痛之病，于脉为动，以痛则气血交结，脉亦缩而不舒也。妊娠之初，正是阴阳凝合之时，其应在脉，于是亦露凝结之势。《素问》脉动妊子一条，其理极精。而注家乃未有为之申明其真义者。但必在结胎数日之间，乃有此象。若为日稍久，则胎孕已有明征，生机洋溢，何致更有结塞之态形之脉上？此所以脉滑亦主妊身，即是生气盎然之显象。惟滑脉必于一二月后，始可见之。盖动之与滑，一为蕴蓄不行，一为活泼爽利，形势态度，适得其反。而以论妊子固是各有至理，必不可诬。唯足少阴主肾，当从全元起本为是。胎结下元，自宜应之于尺。启玄本误足为手，必不可通。沈谓手少阴脉在掌后者，是神门穴，在掌后下廉锐骨之端陷者中。

《素问》云："阴搏阳别，谓之有子。"

沈尧封曰：王注，阴，尺中也；搏，谓触于手也。尺脉搏击，与寸迥别，则有孕之兆也。

【笺正】所谓搏者，乃应指迫迫有力，而形势分明，与动甚妊子之意相合。但见于阴分之尺部，与阳分寸部，显然有别。正其阴阳团结之初，当有是象。启玄注此，亦知以尺中立论，则动甚妊子一节之作手少阴，其为误字，更可知矣。

《素问》云：何以知怀子之且生也？曰：身有病而无邪脉也。

【笺正】身有病者，谓妇人不月。岂非病状，且多有食减，呕噁之证，亦是病征。但以脉察之，则和调有序，不见其病，是为怀子无疑。凡恶阻之甚者，食减神疲，病状昭著，然脉必无恙，且两尺必流利有神。临证以来，确乎可据，始知《经》说之精。

《难经》曰：女子以肾系胞，三部脉浮沉正等。按之不绝者，有妊也。

【笺正】三部脉浮沉正等，按之不绝，是即活泼流利之滑脉，故知有妊。颐按：胞字训诂，古书或指胎衣，或即指胎元。《说文》：胞，儿生裹也。《汉书·外戚传下》：善藏吾儿胞。注：胞，谓胎之衣也。《庄子·外物》释文：胞，腹中胎。是二者之训不同。若《难经》之所谓以肾系胞，则未必即指胎及胎衣。盖古书虽未有子宫之名，然古人亦何遽不知有此。其所谓女子系胞，当即指子宫而言。以为系于肾藏，实出臆想，此不可不据今之解剖家言，以驳正古书之不是也。

沈尧封曰：叔和云，妇人三部脉浮沉正等，以手按之不绝者，孕子也。妊脉初时寸微，呼吸五至，三月而尺数也，脉滑疾，重以手按之散者，胎已三月也。脉重手按之不散，但疾不滑者，五月也。此即阴搏阳别之义。言尺脉滑数，寸脉微小，尺与寸脉别者，孕子也。

【笺正】三月尺数，即是滑利之意。而又有所谓胎已三月，其脉散者，则亦出《脉经》。抑知胎元凝固，其脉何以反散？果其脉散，岂是休征？而偏能为此奇说，岂不骇人听闻！正不知是谁作俑，疑误后学，岂独理之所必无，确亦临证三十年而绝未一见。然医书中无不陈陈相因，袭此一说，甚且编入《四言脉诀》，无人不知。尧封明者，胡亦蹈此陋习，只以语出《脉经》，相沿甚久，遂不敢直抉其谬，究竟讹以传讹，最是吾道之大蔽。

王叔和曰：妊脉四月，其脉左疾为男，右疾为女，俱疾为生二子。

【笺正】疾即滑利，左滑应男，右滑主女，自有确征，而尤以两尺为有验。

又曰：左尺偏大为男；右尺偏大为女；左右俱大产二子。大者如实状，即阴搏之意。尺脉实大，与寸迥别，但分男左女右也。

【笺正】此节以两尺言，最有确据，但必以滑爽者为断。曰大曰实，不可太泥，反是以思，则经事愆期，而尺脉涩滞者，其为病而非孕，盖可知矣。然尺脉实大而主有妊，可说也；后文王孟英诊周光远室人，左寸关弦大滑疾，上溢鱼际，而断为妊身必男，则又何说？岂即本此条大字之意。而附会为之欤？要之寸关当主上焦，且又滑大上溢，究属何缘而可卜为胎元乍结？且又何缘而可卜为必男？寸尺上下，正与《脉经》此节之文，彼此反背。而孟英能以"本乎天者亲上"一句作解说，岂可谓男胎乍结，在上焦而不在下焦耶？后之学者，慎勿谬与附和，自坠五里雾中。

又曰：左脉沉实为男，右脉浮大为女。

【笺正】左脉沉实，应主男胎，是矣。沉实亦即阴搏之义，亦当于尺中征之。但女胎何以脉当浮大，则必无理可说。总之误于十九难男女脉反一说，因而种种邪说淫辞，接踵以起，无奇不有，此实吾国医书之陋，莫可自违者也。

楼全善曰：按丹溪云，男受胎在左子宫；女受胎在右子宫。推之于脉，其义亦然。如胎在左，则气血护胎，必盛于左，故脉左疾为男，左大为男也；胎在右，则气血护胎，必盛于右，故脉右疾为女，右大为女也。亦犹经文阴搏阳别，谓之有子，言胎必在身半之下，气血护胎，必盛于下，故阴尺鼓搏，与阳寸迥别也。

【笺正】天地之气，左升而右降。升属阳而降属阴，故左为阳而右为阴。且南面而立，左在东而右在西，东主升而右主降，故东为阳而西为阴。男女胎之分主于左右脉，即是阴阳升降之气为之，确有征验，而亦自有至理。丹溪以左右子宫受胎为分别，本是臆论，非生理之真。然古人不知腹中真相，则随意谈谈，亦复何所不可。此虽不当为古人求全责备，然强不知以为知，终是国医学之通弊。

《千金》云：令妊妇面南行，从背后呼之，左迴首者是男，右迴首者是女。又女腹如箕，以女胎背母，足膝抵腹，下大上小，故如箕。男腹如釜，以男胎向母，背脊抵腹，其形正圆，故如釜也。

　　沈尧封曰：《内经》妊娠数条，惟阴搏阳别，尤为妙谛。《素问》诊法上以候上，下以候下。气血聚于上，则寸脉盛；气血聚于下，则尺脉盛；其势然也。试之疮疡，无不验者；况胎在腹中，气血大聚，岂反无征验之理。胎系于肾，在身半以下，故见于尺部。但人脉体不同，有本大者，有本小者。即怀妊时，有见动脉者，有不见动脉者。然尺中或疾或数，总与寸脉迥然有别，细审自得，即左右男女亦然。受胎时偏左成男，气血聚于左则左重，故呼之则左顾便，脉必形于左尺；受胎时偏右成女，气血聚于右则右重，呼之则右顾便，脉必形于右尺，此一定之理也。至若丹溪男受胎于左子宫，女受胎于右子宫，此是语病，犹言偏于子宫之左，偏于子宫之右耳！原非有二子宫也。

　　【笺正】左顾右顾之说，不确。尧封偏左偏右亦是空话。

　　王孟英按：诸家之论，皆有至理，而皆有验有不验。余自髫年即专究于此，三十年来，见闻多矣。有甫受孕而脉即显呈于指下者；有半月一月后而见于脉者；有二三月而见于脉者；有始见孕脉，而五六月之后反不见孕脉者；有始终不见于脉者；有受孕后反见弦涩细数之象者；甚有两脉反沉伏难寻者。古人所论，原是各抒心得，奈死法不可以限生人。纸上谈兵，未尝阅历者，何足以语此。惟今春与杨素园大令谈之，极蒙折服，殆深尝此中甘苦也。忆辛丑秋，诊周光远令正之脉，右寸关忽见弦大滑疾，上溢鱼际之象，平昔之脉，未尝见此，颇为骇然。及询起居，诸无所苦，惟汛愆半月耳！余曰：妊也，并可必其为男。继而其父孙际初闻之，诊乃女脉，曰：妊则或然，恐为女孕。余曰：肺象乎天，今右寸脉最弦滑，且见上溢之象，岂非本乎天者亲上耶？孙曰：此虽君子创解，然极有理，究不知瓜红何似耳？迨壬寅夏，果举一男。聊附一端，以为凿凿谈脉者鉴。

【笺正】孟英有验有不验之说，以阅历得之，最是真谛。古人所论，或凭理论，或偶然符合而自以为确。究竟禀赋不齐，各如其面，岂可执板法以谈天然之生化！故孕脉最难凭，不才亦留心三十年，而始敢为此说。若门外人闻之，必嗤为脉理之不精矣。始知凡百学问，必亲自体验，潜心默察，而后能于板法之中，自参活法。彼笃信好古，常在故纸堆中求生活者，何足以语此！然亦只可为知者道，未足为俗人言也。王论周氏夫人一证，弦滑上溢，而断为妊，且断为必男，却无真切理由可说。"本乎天者亲上"一句，空空洞洞，何可为训。然竟协征兰之兆，此正寿颐之所谓偶然符合而自以为确者。然即此一端，更可知孕脉之变幻无穷，万不能刻舟求剑，按图索骥矣！

第十三节　妊妇似风（孟英按：即子痫证）

　　沈尧封曰：妊妇病源有三大纲。一曰阴亏，人身精血有限，聚以养胎，阴分必亏；二曰气滞，腹中增一障碍，则升降之气必滞；三曰痰饮，人身脏腑接壤，腹中递增一物，脏腑之机栝为之不灵，津液聚为痰饮。知此三者，庶不为邪说所惑。妊妇卒倒不语，或口眼歪斜，或手足瘈疭，皆名中风；或腰背反张，时昏时醒，名为痉，又名子痫。古来皆作风治，不知卒倒不语，病名为厥，阴虚失纳，孤阳逆上之谓。口眼歪斜，手足瘈疭，或因痰滞经络；或因阴亏不吸，肝阳内风暴动。至若腰背反张一证，临危必见戴眼，其故何欤？盖足太阳膀胱之经脉，起于目内眦，上额交巅，循肩膊内，夹脊抵腰中；足太阳主津液，虚则经脉时缩，脉缩，故腰背反张。经云：瞳子高者，太阳不足，谓太阳之津液不足也，脉缩急则瞳子高，甚则戴眼。治此当用地黄、麦冬等药，滋养津液为主。胎前病，阳虚者绝少，慎勿用小续命汤。

　　王孟英按：阴虚、气滞二者，昔人曾已言之。痰饮一端，则发前人之未发，因而悟及产后谵妄等证，诚沈氏独得之祕。反复申明，有裨后学，不亦多乎！

　　【笺正】妊身阴虚，以精血凝聚下元，无暇旁及，致令全身阴分，偏于不足。至理名言，必不可易。不才因此悟及子痫发痉，即从阴虚而来。盖痫之痉厥，猝然而作，亦可攸然而安。近人脑神经病之真理，早已发明，实属万无疑义。顾脑神经之所以为病者，无非阴不涵阳，孤阳上逆，冲激震荡，扰其神经，以致知觉运动，顿失常度。若产后得此，明是阴夺于下，阳浮于上，其理易明。独妊娠之时，真阴团结，似说不到"阴虚"二字，何以而阳亦上浮，至于此极。今得尧封"精血有限，聚以养胎，阴分必亏"三句，为之曲曲绘出原理，乃知阳之所以升浮者，正惟其阴聚于下，有时不得上承，遂令阳为之越，发生是证。然究属阴阳偶尔乖离，非真阴大虚者可比，则阳气暴越，能升亦自能降。所以子痫为病，自动亦即自安，不为大患，与其他之癫痫，发作有时，恒为终身痼疾者不同。尧封"阴虚失纳，孤阳逆上，及阴亏不吸，肝阳内风暴动"四句，说明痫证根源，早已窥透此中藏结。惜乎当时脑神经之病情，尚未传播，遂于卒倒不语，口眼歪斜，手足瘛疭等证，仅能用痰滞经络作解说，尚是未达一间。而论腰背反张，临危戴眼，亦不得不从足太阳经起于内眦，上额交巅说起，引作确证。岂知反张戴眼，亦是脑神经变动，必与足太阳经无涉。《经》谓瞳子高者，太阳不足，乃指平时无病而言，不能援为猝然戴眼之证。膀胱储尿，原是应当排泄之废料，何得谓之津液？抑且治反张戴眼猝然为变者，必以潜降为主，摄纳浮阳，决非地黄、麦冬滋养津液，所能有效。沈尧封既以歪斜瘈疭反张等症，认作痰滞经络，则地黄、麦冬，宁不与痰饮一说，自相矛盾？总之气火既浮，上冲激脑者，必挟胸中痰浊，随气而升，所以痫病发作之时，无不口涌冷涎者，滋腻养阴之药，必不可投。但沈氏独谓勿用小续命汤，则所见最真。凡吾同道，不可不书诸绅。无论昏愦歪斜，不仁不遂，痉厥瘈疭，癫痫谵妄，苟投续命，必为催命之符。此则寿颐之所敢断言者。孟英谓痰饮一端，沈氏独得之祕，洵是确论。子痫痉厥，产后昏冒，类多由此，其实皆虚阳挟痰上逆，所以沈氏蠲饮六神汤一方，最多奇效，然则地黄、麦冬，更不可不谓智者之一失矣。

　　沈尧封曰：钱鹄云正室，饮食起居无恙，一夜连厥数十次，发则目上窜，形如尸，次日又厥数十次，至晚一厥不醒。以火炭投醋中，近鼻熏之，不觉。切其脉，三部俱应，不数不迟，并无怪象。诊毕，伊父倪福增曰：可治否？余曰：可用青铅一斤化烊，倾盆水内，捞起，再烊再倾，三次。取水煎生地一两，天冬二钱，细石斛三钱、甘草一钱、石菖蒲一钱服。倪留余就寝书室。晨起见倪复治药，云昨夜服药后，至今止厥六次，厥亦甚轻。故照前方再煎与服，服后厥遂不发。后生一子。计其时，乃受胎初月也。移治中年非受胎者，亦屡效。

【笺正】猝厥一证，总是阳气上浮，冲激脑经，所以倾刻之间，能失知觉运动。其脉有变有不变，有伏有不伏，其肢体亦有冷有不冷，病情与痫大同。但猝厥者无涎沫，痫必有涎沫，故治痫必兼涤痰，治厥可投滋腻养阴，兼顾其本，而必赖潜阳镇坠之品，始克有济。则治是证者，必无第二法门。其脉之不皆伏者，亦以脑之神经为病，多与血管无涉。大抵脉不伏而肢温者，其病尚轻；脉伏绝而肢冷者，其病较剧，是其神经之激动尤甚。若更进一步，即《素问》之所谓气不返者死矣。尧封此案，虽不能识破脑神经为病，而以青铅水煎汤，正合镇定气火，使不升腾之意，所以覆杯得效，如鼓应桴。此证之所以发作于初结胎时者，固以真阴凝聚于下，不能上承，致令孤阳无宅，俄顷飞扬。既得青铅摄引，而复峻养真阴，标本兼顾，所以定厥而并无碍胎之虑，宜为子痫猝厥之无上神丹，自谓屡效，必非虚语。

吴门叶氏，治一反张，发时如跳虫、离席数寸，发过即如平人。用白芍、甘草、紫石英、炒小麦、南枣，煎服而愈。《捷径方》载一毒药攻胎，药毒冲上，外证牙关紧急，口不能言，两手强直，握拳自汗，身有微热，与中风相似，但脉浮而软，十死一生，医多不识，若作中风治必死。用白扁豆二两，生去皮为末，新汲水调下，即效。

【笺正】叶氏此案，石英镇纳，合甘、麦、枣、芍，柔润养液。与上条尧封用药，异曲同工，真是双璧双珠，无独有偶。读此可悟善学古人者，止当师其意，而不必拘其方。若必依样葫芦，描写一遍，则抄书胥矣！至《捷径方》所述，亦即此症。然生扁豆末，何以必效，理不可知，吾斯未信。

沈尧封曰：痰滞经络，宜二陈加胆星、竹沥、姜汁。

【笺正】痫症虽皆有痰，然特其显而易见者耳。其实病在脑神经，气升为本，痰为标，专治其痰，未必果收全绩。尧封之时，固未知是脑神经为病也。

第十四节　初妊似劳

沈尧封曰：钱彬安室人，内热咳呛涎痰，夜不能卧，脉细且数，呼吸七至。邀余诊视。问及经事，答言向来不准，今过期不至。余因邻近，素知伊禀怯弱，不敢用药。就诊吴门叶氏，云此百日劳，不治。延本邑浦书亭治疗，投逍遥散，不应；更萎蕤汤，亦不应。曰：病本无药可治，但不药必骇病者，可与六味汤，聊复尔尔！因取六味丸料二十分之一煎服。一剂咳减，二剂热退，四剂霍然。惟觉腹中有块，日大一日，弥月生一女，母女俱安，越十余年，女嫁母故。后以此法治怀妊咳呛诞痰，或内热或不内热，或脉数或脉不数，五月以内者俱效。五月以外者，有效有不效。

王孟英按：亦有劳损似妊者，盖凡事皆有两面也。

【笺正】素禀本弱，而又结胎，则阴不上承，虚火燔灼，致为咳呛诞痰，内热诸证。六味本可以养阴，而亦能纳气清热，投之极轻，不嫌呆笨，正是恰如地位。

第十五节　喘

丹溪曰：因火动胎，逆上作喘者，用条芩、香附为末，水调服。

【笺正】此节以胎前言之，喘是气逆而上奔，寻常治法，皆宜开泄抑降。然在有妊，则重坠之药，皆有堕胎之虑，不可不防。故丹溪止以条芩、香附治胎火。则反是以思，如果有寒饮泛滥之喘逆，自当举一反三，不能仅以黄芩为定喘之主药，亦自可悟。但喘逆甚者，开肺肃降，亦不必忌，正以有病则病当之，适可而止，未必开展之药，即致堕胎。观上文尧封用青铅一条，在胎元乍结之时，尚不为害，其故可思，但不宜大剂金石，只知镇压耳。

吕沧洲曰：有妇胎死腹中，病喘不得卧，医以风药治肺。诊其脉，气口盛人迎一倍，左关弦劲而疾，两尺俱短而离经。因曰：病盖得之毒药动血，以致胎死不下，奔迫而上冲，非外感也。大剂芎归汤，加催生药服之，下死胎。其夫曰：病妾有妊，室人见嫉，故药去之，众所不知也。

【笺正】此胎死而气迫上冲，非下死胎，必不可救。然亦有子悬重症，母命危在旦夕，苟再顾护胎元，势且母子莫保，则急用大剂镇逆，不遑保胎，亦是两害相权，取其轻者而已。下文子悬条中，有旋复代赭汤胎堕得生一节，正合此旨。寿颐在光绪中，荆人两度子肿，寒水上溢，喘急危极，皆投真武汤合旋复代赭，俱胎堕而后即安。实迫于事势之无可奈何，如其为他人处方，似不当为此背城借一之计。即使幸而得安，容或有以损胎为口实者，设或元气不支，俱伤两败，则悠悠之口，更当如何？然为医家事实上思之，但求吾心之所安，成败听之而已。如当危急存亡之秋，亦不妨迳用此法。盖舍此更无可以两全之策，无宁放胆图之，尚有一线生机，惟必以此中理由，先为病家说明，听其自主可耳。

沈尧封曰：外感作喘，仍照男子治，故不录。他病仿此。

王海藏《医垒元戎》曰：胎前病唯当顺气。若外感四气，内伤七情，以成他病，治法与男子同，当于各证类中求之，惟动胎之药，切不可犯。

第十六节　恶阻

《金匮》曰：妇人得平脉，阴脉小弱，其人渴，不能食，无寒热，名妊娠。于法六十日当有此证。设有医治逆者，却一月加吐下者，则绝之。

沈尧封曰：楼全善云，恶阻谓呕吐恶心，头眩，恶食择食是也。绝之者，谓绝止医药，候其自安也。余尝治一二妊妇呕吐，愈治愈逆，因思绝之之旨，停药月余自安。

【笺正】恶阻是胎元乍结，真阴凝聚于下，不得上承，而虚阳泛越，故为呕吐恶心、头眩、恶食等症。但阴聚于下，阴脉当沉实而不当小弱。《素问》谓少阴动甚，亦是有力搏击之状。即证以阅历所得，必尺部有神，而后敢信为妊兆。如其两尺微弱，即未必是妊。而《金匮》乃谓阴脉小弱者为妊娠，殊不可晓。即谓六十日当有此证，亦觉太泥。凡恶阻早者，珠胎乍结，才十余日而即见是证。其迟者，亦有发见于两三月后。大率强壮之人，可无此证。其恶食择食、呕吐泛恶者，皆柔脆者也。而治之应否，又各各不同，能应手者，三五剂即有大效；其不应者，虽竭尽智能，变尽方法，而呕不可止，则又本乎其人之性质，非药石所能为力。医者必不能自恃才识学力，遽谓可操胜算，停药一说，虽似有理，其实停药而不能自安者，亦正不少。

朱丹溪曰：有妊二月，呕吐，眩晕，脉之左弦而弱，此恶阻因怒气所激。肝气既伤，又挟胎气上逆，以茯苓半夏汤下抑青丸。

【笺正】呕吐皆肝气上逆，纵无怒气激动，其病亦本于肝，是方所以多效。

《千金》**半夏茯苓汤**　治妊娠阻病，心中愦闷，空烦吐逆，恶闻食气，头眩，体重，四肢百节疼烦沉重，多卧少起，恶寒、汗出，疲极，黄瘦。

半夏　生姜各三十铢　干地黄　茯苓各十八铢　橘皮　旋复花　细辛　人参　芍药　芎䓖　桔梗　甘草各十二铢

上十二味㕮咀，以水一斗，煮取三升，分三服。若病阻，积月日不得治，及服药冷热失候，病变客热烦渴，口生疮者，去橘皮、细辛，加前胡、知母各十二铢；若变冷下痢者，去干地黄，入桂心十二铢；若食少，胃中虚生热，大便闭塞，小便亦少者，宜加大黄十八铢，去地黄，加黄芩六铢，余依方服一剂，得下后消息，看气力冷热增损，更服一剂汤，便急使茯苓丸，令能食，便强健也。忌生冷醋滑油腻。

【笺正】是方开泄降气，化痰定逆。而以旋复斡旋乾运，参地固扶真阴，又加细辛以通中州阳气，则脾之消化健，而痰浊自退，呕吐可定。但芎藭太升，甘草太腻，是可减之。或谓细辛气味俱雄，古人谓其直透巅顶，是升腾之势，较之川芎，殆将倍蓰。如谓眩晕呕吐，不宜于升，似当先除细辛，而后再议芎藭。寿颐则谓细辛质坚而细，气虽升而质则降，用以开中州郁窒而化痰浊，尚无不可，但不当与人参、芍药等同一分量，须减去十中之八乃妥。惟川芎形质气味，无一不升，呕家必非所宜，是有至理，非臆说也。

《千金》**茯苓丸** 服前汤两剂后，服此即效。

茯苓 人参 桂心（熬） 干姜 半夏 橘皮各一两 白术 葛根 甘草 枳实各二两

上十味，蜜丸梧子大，饮服二十丸，渐加至三十丸，日三次。

徐蔼辉曰：《肘后》不用干姜、半夏、橘皮、白术、葛根，只用五物。妊娠忌桂，故熬。

王孟英按：胎前、产后，非确有虚寒脉证者，皆勿妄投热剂，暑月尤宜慎之。

又治妊娠恶阻呕吐不下食方

青竹茹 橘皮各十八铢 茯苓 生姜各一两 半夏三十铢

上五味，水六升，煮取二升半，分三服。

《千金》**橘皮汤**　治妊娠呕吐，不下食。

橘皮　竹茹　人参　白术各十八铢　生姜一两　厚朴十二铢

上六味，水七升，煮取二升半，分三服。

沈尧封曰：费姓妇怀妊三月，呕吐饮食，即橘皮、竹茹、黄芩等药不效。松郡车渭津用二陈汤加旋覆花、姜皮，水煎，冲生地汁一杯，一剂吐止，四剂全愈。一医笑曰：古方生地、半夏同用甚少。不知此方即《千金》半夏茯苓汤除去细辛、桔梗、芎䓖、白芍四味。

尧封又曰：呕吐不外肝、胃两经病。人身脏腑本是接壤，怀妊则腹中增了一物，脏腑机栝，为之不灵，水谷之精微，不能上蒸为气血，凝聚而为痰饮，窒塞胃口，所以食入作呕，此是胃病。又妇人既妊，则精血养胎，无以摄纳肝阳，而肝阳易升，肝之经脉夹胃，肝阳过升则饮食自不能下胃，此自肝病。《千金》半夏茯苓汤中用二陈化痰以通胃也；用旋覆高者抑之也；用地黄补阴吸阳也；用人参，生津养胃也。其法可谓详且尽矣。至若细辛亦能散痰，桔梗亦能理上焦之气，芎䓖亦能宣血中之滞，未免升提；白芍虽能平肝敛阴，仲景法胸满者去之，故车氏皆不用。斟酌尽善，四剂获安，有以也。

王孟英按：发明尽致，精义入神。

沈尧封曰：蔡姓妇恶阻，水药俱吐。松郡医用抑

青丸，立效。黄连一味为末，粥糊丸麻子大，每服
二三十丸。

尧封又曰：肝阳上升，补阴吸阳，原属治本正理。
至肝阳亢甚，滴水吐出，即有滋阴汤药，亦无所用，不
得不用黄连之苦寒，先折其太甚，得水饮通，然后以滋
阴药调之，以收全效。

王孟英按：左金丸亦妙。

沈尧封曰：沈姓妇恶阻，水浆下咽即吐，医药杂投
不应。身体骨立，精神困倦，自料必死，医亦束手。一
老妇云：急停药，八十日当愈。后果如其言。停药者，
即《金匮》绝之之义也。至八十日当愈一语，岂《金匮》
六十日当有此证之误耶？不然，何此言之验也。

【笺正】恶阻甚者，每每百药不效，竟有直待分娩
而始平者。停药者有之，亦未必皆安。老妇所谓八十日
当愈一说，想亦屡验，而敢为此断语。然终是偶尔巧
合，不必一概皆然也。凡恶阻呕吐不食，纠缠日久，其
儿多不育，终是母气太薄，土德不能载物之弊。

尧封又曰：朱宗承正室，甲戌秋，体倦吐食，诊之
略见动脉，询得停经二月，恶阻证也。述前治法，有效
有不效。如或不效，即当停药，录半夏茯苓汤方与之，
不效，连更数医。越二旬，复邀余诊。前之动脉不见，
但觉细软，呕恶日夜不止，且吐蛔二条。余曰恶阻无
碍，吐蛔是重候。姑安其蛔以观动静，用乌梅丸，早晚

各二十丸，四日蛔止，呕亦不作。此治恶阻之变局也，故志之。

【笺正】呕之甚者，即不吐蛔，用乌梅丸亦佳，以酸收合苦辛，涵敛而亦能运化，斡旋枢机，最有妙理。呕字从区，正是枢关之失于运用，乃有此证。寿颐治呕吐，喜用川椒红、乌梅炭，或少加细辛，效者不少，功在左金丸之上。椒红至多不过十粒，必须炒出汗，生用太辛，不效，乌梅不过一枚，细辛不过三分，皆不可多，少则神应。重则辛烈而耗津液，不可不知。

第十七节　子烦（妊妇烦名子烦）

丹溪曰：因胎元壅郁热气所致。

沈尧封曰：子烦病因，曰痰、曰火、曰阴亏。因痰者，胸中必满。仲景云：心中满而烦宜瓜蒂散。此是吐痰法。妊妇禁吐，宜二陈汤加黄芩、竹茹、旋复花。阴亏火甚者，仲景黄连阿胶汤最妙。

【笺正】烦是内热心烦，闷闷不乐，亦以阴聚于下，不得上承，总是阴虚火扰，但挟痰者十恒七八。黄连温胆汤，蠲饮六神汤皆佳。瓜蒂吐法，不独妊身不宜，即常人亦不可用，以其本是痰热上壅，更与激越，适以引动逆气，是助虐矣。黄连阿胶汤，乃治津伤火扰之热烦，必无痰滞胸满者，始为适宜。

汪讱庵《医方集解》有竹叶汤一方，治妊娠心惊胆怯，终日烦闷，名子烦。因受胎四五月，相火用事；或盛夏君火大行，俱能乘肺以致烦闷。胎动不安，亦有停痰积饮，滞于胸膈，以致烦闷者。

麦冬钱半　茯苓　黄芩一钱　人参五分　淡竹叶十片

竹叶清烦，黄芩消热，麦冬凉肺。心火乘肺，故烦出于肺。茯苓安心，人参补虚，妊娠心烦，固多虚也。如相火盛者，单知母丸；君火盛者，单黄连丸；心神不安者，硃砂安神丸。切不可作虚烦，用栀豉等药治之。一方茯苓为君，无人参，有防风、知母，有痰者加竹沥。

【笺正】妊娠心烦，果是虚火无痰，是方极合。然挟痰者十恒七八，参麦未可浑投。讱庵方下，谓亦有停痰积饮，滞于胸膈，是渠固未尝不知有此一候，而乃并列于本方之下，一似此方并可治停痰积饮者。岂非大谬。方后且谓人参补虚，妊娠心烦，固多虚证，又与停痰积饮一层，两不照顾。汪氏书随处颟顸，最易使初学堕入云里雾中。此等骑墙两可之说，误人不浅。又谓不可作虚烦，用栀豉等药。寿颐谓栀子清心，而不大苦大寒，心家有火，胡不可用？且香豉质松，古者本治心中烦热之主药，惟今之江浙市肆中，以麻黄汤浸过，用为发汗之药，则非心烦者所宜。方后既曰心烦多虚，而又曰切不可作虚烦，自盾自矛，出尔反尔，尤其可笑。受胎四五月，相火用事，及君火乘肺之说，俱是向来涂附五行之说，不足据为病理之实在。

第十八节　子悬

严氏紫苏散　许叔微曰：治怀胎近上，胀满疼痛，谓之子悬。陈良甫曰：妊至四五月，君相二火养胎，热气逆上，胎凑心胸，腹满痞闷，名曰子悬。用此加黄芩、山栀之类。一方无川芎，名七宝散。许叔微云：六七月子悬者用之，数数有验，不十服，胎便近下。

紫苏一钱　腹皮　人参　川芎　橘皮　白芍　当归各三分　甘草一分

锉分三服，水一盏，生姜四片，葱白煎，去渣服。

徐蔼辉曰：去川芎，因避升提之故。

汪讱庵曰：治胎气不和，凑上胸腹，腹满，头痛，心腹腰胁皆痛，名子悬。因下焦气实，相火旺盛，举胎而上，上通心胸也。每服止用苏叶一钱，当归七分，腹皮以下皆五分，甘草二分，无葱白；心腹痛者，加木香、延胡。

陈来章曰：芎、归、芍药以和其血；苏、橘、腹皮以顺其气。气顺血和，则胎安矣。既利其气，复以人参、甘草养其气者，顺则顺其邪逆之气，养则养其冲和之气也。

徐蔼辉曰：延胡运血，恐未可用。

【笺正】子悬是胎元之上迫，良由妊娠下焦气分不疏，腹壁逼窄，所以胎渐居上，而胀满疼痛乃作。《济生》紫苏饮，用苏叶、腹皮、橘皮、芎、归，疏通下焦之气，再加姜、葱，亦是通阳作用，不可认作发散通套。程钟龄《医学心悟》解释保生无忧散一方，谓全用撑法，故使易产。寿颐谓严氏此方，亦是撑法，令其腹壁开展，而胎自安于故宅。惟其分量甚轻，故能疏展而无扰动之虑。陈氏不用川芎，徐蔼辉谓其嫌于升提，洵是确论。但本方止用三分，开展气机，尚无不可，若不知此理而重用之，则大谬矣。切庵所谓相火旺盛，何足以知病理之真。且方中本无清火之药，何必盲人瞎马，乱讲梦话。汪氏又谓心腹痛加木香、延胡，则运行气滞，尚称近似，究竟亦是七寸三分之帽儿，随便套得上去。徐虽谓延胡动血，惟恐碍胎，然止是行血中之气，俗虽谓其破血，其实气体旺者，尚可无妨，但不当重用，而柔弱者必忌之。陈来章说解，亦极浮泛，可谓汪切庵之流亚矣。

赵养葵有命门虚寒，胎上凑心就暖一说。

沈尧封曰：此是百中仅一，非实是虚寒脉证，热药不可尝试。

【笺正】养葵此条，纯是谬想。心虽属火，而位居膈上，岂胎能凑得其暖气者？且腹中岂无热度？命门虚者，岂全腹皆寒，止有其心独暖耶？响壁虚构，而不顾其理有难安。养葵之谬，一至于此，尧封采之，得毋失检？

沈尧封曰：郁姓妇怀妊九月，偶因劳动，遂觉腹痛，胎渐升至胸中，气塞不通，忽然狂叫咬人，数人扶持不住，病名子上撞心，即子悬之最重者。用旋复代赭汤去参、枣，连灌两剂，胎堕得生。又一妇，证亦如之，服前药，胎堕而死。

【笺正】此诚是子悬之重证，上逼太甚，竟至神志为蒙，此非重剂镇坠，复有何药可以救急？胎之堕否，本已不暇兼顾。即使堕胎而母命难全，亦止有尽人力以听气数而已。寿颐谓代赭石入煎剂，尚非末子冲服可比，亦未必皆堕胎。果有急证，不妨借用，此时母命极危，更不当疲药塞责，并此一线可生之机而绝之也。案中"升至胸中"四字，终是言之太甚。胎在腹部，必不能撞破膈膜，直犯心脏，此是古人下笔之不慎，读者不可误认。

尧封又曰：陆检修正室，子上撞心。江稳婆教磨代赭汁服，遂产两子。一子在上，横于心下，一子撞着上子，故经一昼夜不至撞心，得不死，产下遂安。

【笺正】此条所谓"一子在上，横于心下，一子撞着上子"三句，亦是理想云然，谁能入其母怀，认得清楚如是。

葱白汤　治胎上逼心烦闷，又治胎动困笃。《本草》云：葱白通阳安胎。楼全善曰：此方神效。脉浮滑者宜之。葱白二七茎，浓煮汁饮之，胎未死即安，已死即出。未效再服。

【笺正】葱白是根茎，故能达下焦而通阳气，此亦寿颐之所谓撑法，使其阳气宣通，腹壁不窄，则胎自安矣。

陈良甫曰：一妇孕七个月远归，忽然胎上冲作痛，坐卧不安。两医治之无效，遂云胎已死。用蓖麻子研烂，和麝香贴脐中以下之，命在呼吸。余诊视，两尺脉绝，他脉和平。余问二医作何证治之？答云：死胎。问何以知之？曰：两尺沉绝，以此知之。余曰：此说出何书？二医无答。余曰：此子悬也。若是死胎，却有辨处：面赤唇青，子死母活；面青舌赤吐沫，母死子活；唇舌俱青，子母俱死。今面不赤，舌不青，其子未死，是胎上逼心，宜以紫苏饮，连进至十服，而胎近下矣。

【笺正】子死腹中而母舌青者，盖其胎已坏，则阴冷之气上乘，故舌无华采，而现青黯之色。然以余所见，则有胎已坏而舌不青者，殆必胎死日久，乃始有此。若为日不多，则舌亦如常。然则此法殊不可泥，当细问其动与不动，及不动果已几日，差为有据。蓖麻子可以下死胎，亦是古人理想，其实无此效力，说详拙辑《本草正义》。胎元上逼而两尺脉绝者，正以气升于上，则脉亦上溢，乃致尺部无脉，犹之上部有脉，下部无脉，其人当吐之理，故不可以死脉论。

李氏曰：子悬证，火盛极，一时心气闷绝而死，紫苏饮连进可救。若两尺脉绝者，有误服动胎药，子死腹中，则憎寒，手指唇爪俱青，全以舌为证验。芎归汤救之。

【笺正】子悬本非火盛之证，所以苏叶、葱白，皆能桴应。此李氏不知何人，既曰心气闷绝死矣，尚复何能服药？乃谓紫苏饮连进可救，死人吃药，可谓奇闻！两尺脉绝，亦是臆说。又谓舌为证验，其验安在，何故不说？其意中不过有舌青两字耳。子死憎寒，又是理想，盖谓腹中儿坏，腹必觉冷，手指唇爪俱青，则因上句而推广言之。须知果有如是现象，妊妇已无可生之理，岂仅仅芎归汤可以救得？谫陋凡庸，不堪至此，尧封采之，受其愚矣。

王孟英按：戊申秋，荆人妊八月，而患咳嗽碍眠，鼻衄如射，面浮肢肿，诸药不应。谛思其故，素属阴虚，内火自盛，胎因火动，上凑心胸，肺受其冲，咳逆乃作，是不必治嗽，仍当以子悬治之。因以七宝散去参、芍、生姜，为其胸满而内热也；加生石膏以清阳明之火，熟地黄以摄根蒂之阴，投匕即安。今年冬仲，亦以八月之妊，而悲哀劳瘁之余，胎气冲逆，眩晕嗽痰，脘胀便溏，苔黄口渴。予蠲饮六神汤去胆星、茯苓，加枳实、苏叶、大腹皮以理气开郁；黄芩、栀子、竹茹以清热安胎。一剂知，二剂已。凡子悬因于痰滞者，余每用此法，无不应如桴鼓。

【笺正】此条是阴虚有素，气火上升，为咳为血，为面浮肤肿，尚非胎元之上逼。然凡胎之能逆上者，亦无非气升使然，病状虽殊，其理则一，故治法同。且凡所谓子悬者，本是气升为多，亦不必其胎之果能上升也。七宝散及蠲饮六神汤，只是顺气化痰，所以不致碍胎。若使投以大剂重坠之药，亦将有伤胎之变。

寿颐又按：孟英此案，自言今年冬仲，不详何年，考本书小序，自称棘人，而是案有"悲哀劳瘁"之句，则必孟英丁艰之时，语气符合。又考潜斋案续编八卷，称孟英丁内艰；而其书之第六卷，为己酉年之治案；七卷为庚戌年之治案；第八卷第一节有爱采秋冬诸案云云，则即孟英失恃之年，时道光之三十年，岁在庚戌，亦即校刊《沈氏辑要》之年也。

第十九节　妊娠肿胀

　　沈尧封曰：妊妇腹过胀满，或一身及手足面目俱浮，病名子满，或名子肿，或名子气，或名胎水，或名琉璃胎。但两脚肿者，或名皱脚，或名脆脚。名色虽多，不外有形之水病，与无形之气病而已。何则？胎碍脏腑机栝不灵。肾者胃之关也。或关门不利，因而聚水；或脾不能散精行肺；或肺不能水精四布；此有形之水病也。又腹中增一物，则大气升降之道窒塞，此无形之气病也。病在有形之水，其证必皮薄色白而亮；病在无形之气，其证必皮厚色不变。说见《内经·胀论》，细玩自明。更有痰滞一证，痰虽水类，然凝聚质厚，不能遍及皮肤，惟壅滞气道，使气不宣通，亦能作肿，其皮色不变，故用理气药不应，如化痰之品，自然获效。

　　【笺正】妊娠发肿，良由真阴凝聚，以养胎元。肾家阳气，不能敷布，则水道泛溢莫制。治当展布肾气，庶几水行故道，小便利而肿胀可消。此惟仲景肾气丸最为正治，而附子最是碍胎，苟非病势危急，似难轻率援用，以贻口实。但原方丸子，分量甚轻，尚无大碍。其头面肿者，则肺气不降，上源不清，而水道乃不利，是当开展肺气，复其肃降之常，面即不浮。子满子气，已嫌近鄙，而琉璃胎及皱脚、脆脚，尤其可笑，俗书之俚，俱堪绝倒。

徐霭辉曰:《灵枢·水胀论》曰，水始起，目窠上微肿，如新卧起之状，其颈脉动，时咳，阴股间寒，足胫肿，腹乃大，其水已成矣。以手按其腹，随手而起，如裹水之状，此其候也。肤胀者，寒气客于皮肤之间，鼕鼕然不坚，腹大，身尽肿，皮厚，按其腹窅而不起，腹色不变，此其候也。愚按于肤胀言皮厚色不变，则水胀之皮薄色变可知矣。存参。

《千金》鲤鱼汤　治妊娠腹胀满，或浑身浮肿，小便赤涩。

沈尧封曰:此治有形之水也，以腹胀满为主。身肿尿涩上加一或字，乃或有或无之词，不必悉具。

陈良甫曰:胎孕至五六个月，腹大异常，此由胞中畜水，名曰胎水。不早治，恐胎死。或生子手足软短，宜《千金》鲤鱼汤。盖鲤鱼归肾，又是活动之物，臣以苓、术、姜、橘，直达胞中去水；又恐水去胎虚，佑以归、芍，使胎得养。真神方也。

当归　白芍各一钱　茯苓一钱五分　白术二钱　橘皮红五分　鲤鱼一尾（去鳞肠）

作一服，白水煮熟，去鱼，用汁一盏半，入生姜三片，煎一盏，空心服，胎水即下。如腹闷未尽除，再合一服。

《金匮》葵子茯苓汤　治妊娠有水气，身重，小便不利，洒淅恶寒，起即头眩。

沈尧封曰：此滑利之剂，亦治有形之水。

葵子一斤　茯苓三钱

为散，饮服方寸匕，日三服，小便利则愈。

【笺正】葵子滑而下行，近人有伤胎之说，虽是古方，必须慎用。

天仙藤散　治妊娠三月成胎之后，两足自脚面渐肿至腿膝，行步艰难，喘闷妨食，状似水气，甚至足指间出黄水者，谓之子气。此元丰中淮南名医陈景初制，本名香附散，李伯时更名天仙藤散。

沈尧封曰：此理气方也。脚面渐肿至腿膝，并足指间黄水出，是水与气同有之症，不得即谓之气病。必皮厚色不变，方是气病，用此方为对证。

天仙藤（即青木香藤，洗，略焙）　香附（炒）　陈皮　甘草　乌药　木香

等分锉末，每服五钱，加生姜三片，紫苏五叶，水煎，日三服。肿消止药。

【笺正】是方专从气分着想，意谓气得通调，而肿可自愈。然方下则谓三月成胎，脚肿至膝，甚至喘闷妨食，足指间出水，则水泛滥甚矣，岂仅理其气所能有效？沈尧封谓必皮厚色不变，方是气病，用此为对证，乃是认证要诀。

齐仲甫曰：妊娠八九月见脚肿，不必治，当易产。因胎中水必多，不致燥胎故也。若初妊即肿者，是水气

过多，儿未成体，恐胎伤坏。

【笺正】妊至八九月而始脚肿，尚是常事。其证本轻，即不上升大剧，则娩后自消，固不必治，非若妊身三四月而即肿者可比，然迳谓胎中水多，大有语病。

脚肿主男胎。宋少主微行，徐文伯从，见一妊妇不能行，少主脉之曰：此女形也。文伯诊之曰：此男胎也，在左则胎色黑。少主怒，欲破之。文伯恻然曰：臣请针之。补合谷，泻三阴交，应手而下，男形而色黑。

【笺正】此节出于正史，似乎必有此事，然言其然而不能言其所以然之故。虽针刺家书言之凿凿，曲为附会，咸推徐氏仁心妙手。寿颐窃谓文士言医，不讲此中真理，每每侈诩新奇，而实无理可喻。《二十四史》方伎传中，不可解者，十恒八九。（陈寿《三国志》之华佗传，盖也如此。而其余诸史，都可作一例观。）更何论乎各家文集，及古今志乘。江氏、魏氏《名医类案》，不知荛薉，以多为贵，可笑者不知凡几。而有清官撰《图书集成》中医部之末数卷，搜辑医家名流列传，专采省县志书，复叠重累，甚至前后十余条，如出一手。文伯此条，亦其一耳，未必可信。寿颐又按：脚肿何以而主男胎，其理殊不易言，惟以经历所见言之，确乎子肿者生男实多。此在生理学中，想必有其所以然之故，虽质诸西国医家，亦不能申明其所以然之真相也。尧封揭此一语，盖亦以所见已多之故，所引《南史》一条，

卷　上

只以"妊妇不能行"五字，而以为此是脚肿，恐亦想当然耳之故智，寻绎原文，固无所谓肿与不肿也。若夫胎在左而色必黑，则侈言神怪矣，更何可信为实有是事。

《薛立斋案》云：一妊妇腹胀，小便不利，吐逆，诸医杂进温胃宽气等药，服之反吐，转加胀满凑心。验之胎死已久，服下死胎药不能通，因得鲤鱼汤，其论曰：妊妇通身肿满，或心胸急胀，名曰胎水。遂看妊妇胸肚不分，急以鲤鱼汤三五服，大小便皆下恶水，肿消胀去，方得分娩死胎。此证盖因怀妊腹大，不以为怪，竟至伤胎，可不慎哉！

【笺正】水既洋溢，胎元退处其中，安有不坏之理？必二便畅行，而死胎始下，尚是至理。鲤鱼汤方出《千金》，非生僻之书。而是案谓因得是方，用之有验，则是偶然得之，而不知此方之所自出。立翁无本之学，自可于言外见之，宜乎全部巨帙，无往而不粗疏肤浅也。

第二十节　妊娠经来

王叔和曰：妇人月经下，但少，师脉之，反言有妊。其后审然，其脉何类？曰：寸口脉阴阳俱平，营卫

95

调和，（沈注：寸口脉阴阳俱平，自然营卫调和也。）按之则滑，浮之则轻。（沈注：重按之以候阴分，则滑是有余之象；浮取之以候阳分，则轻是不足之象，窃谓此即阴搏阳别之义。）阳明少阴，各如经法。（沈注：冲隶阳明主血，任隶少阴主精。各如经法，精血无损，是有妊而不堕之象。）身反洒淅不欲食，头痛，心乱，呕吐，（沈注：诸证经所谓身有病而无邪脉，妊子也。）呼之则微，吸之不惊。阳多气溢，阴滑气盛，滑则多实，六经养成，所以月见。（沈注：呼出之气微数，吸入之气舒徐不惊，是阳气多溢于外。今阳气不足于内，阴脉滑则阴血内盛，所以月见经来。六经养成句无解，尚须查详。）阴见阳精，汁凝胞散，散者损胎。（沈注：若阴分虚而阳精乘之，胞中必散，方是胎堕。然胞中若散，脉必散而不滑，今脉滑，无虞也。）设复阳盛，双妊二胎，今阳不足，是故令激经也。（沈注：设阴阳俱盛必双胎，今气不足而血有余，非双胎，乃激经也。）

【笺正】此节出《脉经》第九卷。考《脉经》一书，金山钱氏《守山阁丛书》有之。光绪十七年皖南周学海（澄之）亦刻入《医学丛书》中，则据嘉定黄氏道光间校刻本，与钱本微有出入。兹据周本校沈氏所引此节，录其同异于下，以备考核。但本节文义，尚有不甚明了者。古之医书，皆有此可疑之处，盖是宋刻前传抄之误，本不能勉强注释，确求真解，亦不容自吾作古，妄为改润者也。

考异：月经下，周本作"经月下"。但少，周本作"但为微少"。妊，作"呕"。何类，周本下有"何以别之"四字。按之则滑，周本无"则"字。不欲食，周本下有"饮"字。呕吐，周本作"呕哕欲吐"。呼之则微，周本作"呼则微数"。吸之不惊，周作"吸则不惊"。散者损胎，周作"散者损堕"。

《产乳集》曰：妊妇月信不绝，而胎不损，问产科熊宗古。答云：此妇血盛气衰，其人必肥。既妊后，月信常来，而胎不动。若便以漏胎治之，则胎必堕；若不作漏胎治，则胎未必堕。宗古之言，诚为有见。然亦有未必因血盛者，荣经有风，则经血喜动，以风胜故也。则所下者，非养胎之血。若作漏胎治，投以滋补，是实实也，胎岂有不堕？若知是风，专以一味风药投之，经信可止，即不服药，胎亦无恙。亦有胎本不固，因房室不节，先漏而后堕胎者，须作漏胎治，又不可不审！

沈尧封曰：妊娠经来，与漏胎不同。经来是按期而至，来亦必少，其人血盛气衰，体必肥壮。漏胎或因邪风所迫，或因房室不节，血来未必按期，体亦未必肥壮。且漏胎之因，不尽风邪、房室，更有血热肝火诸证，不可不察脉辨证。风入脉中，其脉乍大乍小，

97

有时陇起。所云一味治风药，是举卿古拜散。（沈注：即华佗愈风散，荆芥略炒为末，每服三钱，黑豆淬酒调服。）血热证必五心烦热，治以黄芩、阿胶凉血之药。肝火内动，脉必弦数，併见气胀腹痛，治以加味逍遥散。房劳证脉必虚，宜人参；或虚而带数，宜六味汤。

【笺正】《产乳集》今未见此书。考《四库书目提要》：《产育宝庆方》二卷，系以《永乐大典》录出重编，尝引《产乳备要》，似是宋人旧本。所谓荣经有风，风胜血动云云，盖有见于一味之荆芥炭，可止胎漏之血，而作者意中，只知荆芥是风药，乃妄以风病强为附会。殊不知既成焦炭，全失轻清疏散情性，尚复安能驱风？其所以止血者，只是炒黑之用。若尧封所谓血热肝火两层，则其证最多，可师可法。但肝火盛者，逍遥之归、柴，犹嫌辛升，不可频用，宜清泄潜降为佳。房室不节，扰动冲任，尤为堕胎半产之根萌，则必有腰酸腰痛等证，亦不仅脉虚二字足以概之，并非人参所能有效，六味汤亦无谓之极。

虞天民曰：或问妊妇有按月行经而胎自长者；有三五个月其血大下而胎不堕者；或及期而娩；或逾月而生。其理何欤？曰：按月行经而胎自长者，名曰盛胎。其妇气血充盛，养胎之外，其血有余故也；有数月之胎而血大下，谓之漏胎。因事触胎，动其冲脉，故血下而不伤子宫也。然孕中失血，胎虽不堕，气血亦亏，多致逾月不产。曾见有十二三月，十七八月或二十四五个月生者，往往有之，俱是气血不足，胚胎难长故耳！凡十月之后未产者，当大补气血以培养之，庶无分娩之患。

【笺正】花溪此论，分别有余不足，甚是明析。踰月不产，因于不足，宜用培养，洵是要诀，纵使本不漏胎，而既逾期不生，母气不旺，亦复何疑。

李氏曰：胎漏自人门下血，尿血自尿门下血。

【笺正】此胎漏与溲血之辨别处。一由精窍，一由溺窍。此唯患者自能知之，非善问不可，然闺中人赧于启齿，不易得其详。则下条肖氏一说，尤握其要。

肖赓六云：胎漏下血，频出无时；尿血溺时方下，不溺则不下。

沈尧封曰：尿血小蓟饮之妙。

【笺正】溺血多由膀胱蕴热，清热利水是也。然在妊身，则伤胎之药宜避。

王孟英按：怀孕屡漏之后，气血耗伤，有迟至三四十月而生者。或谓妊娠带下，多主生女，亦大不然也。吴酝香大令五令媳，素患带，婚后带益盛，继渐汛愆，医皆以为带所致，久投温涩无效。余诊之，脉甚滑数，以怀麟断，清其胎火而愈。及期果诞一子。

【笺正】带下属热者最多，是必有脉证有凭。俗子辄认为虚。本极可笑，妊而多带，正月肝之疏泄太过。孟英主以清火，适用之处不少。

第二十一节　子淋　转胞

徐蔼辉曰：此淋字，与俗所云"赤淋"淋字不同。彼指赤带言，系女精；此系指小水言也。

【笺正】小便频数，不爽且痛，乃谓之淋。妊娠得此，是阴虚热炽，津液耗伤者为多，不比寻常淋痛，皆由膀胱湿热郁结也。故非一味苦寒胜湿、淡渗利水可治。转胞亦是小溲频数，不能畅达，但不必热，不必痛，则胎长而压塞膀胱之旁，府气不得自如，故宜归、芎之升举。窃谓此证与子悬，正是两两对峙。彼为胎元之太升，此是胎元之太降。惟子淋与转胞，必不可竟认作同是一病，但就证状言之，约略近似耳。徐谓赤淋即赤带，则确与子淋不同，彼出精窍，即不小溲而亦时时自下，此则惟小溲时作痛，不溲亦必不痛。

妊妇淋曰子淋，小便不出曰转胞。子淋小便频数，点滴而痛；转胞频数，而溲少不痛。淋属肝经阴亏火炽；转胞因膀胱被胎压住。膀胱止有一口，未溺时其口向上，口端横一管，上半管即名下焦，下半管即是溺孔。未溺时，膀胱之底下垂如瓶状，其口在上，与下焦直对，溺从下焦渗入，故曰：下焦者，别迴肠，而渗入膀胱焉。欲溺时，大气举膀胱之底，如倾瓶状，其口向下，从溺孔注出，故曰气化则能出矣。转胞一证，因胎大压住膀胱，或因气虚不能举膀胱之底。气虚者补气，胎压者托胎。若浪投通利，无益于病，反伤正气。

徐蔼辉曰：汪切庵又谓胞系转戾，脐下急痛为转胞，溲或数或闭。二说小异。

【笺正】淋则小溲热痛，转胞则小溲不痛，辨证甚是。所谓胎大压住膀胱，及气虚不举两层，并是确论。浪投通利，无益于病，至理名言，有如皎日。若谓膀胱止有一口，不溺则其口在上，且谓口端横有一管，上半管即名下焦云云，那不令人笑死。今知膀胱明有上源，本不能自然倒转，此等臆说，扣槃扪烛，即因古书转胞之名，有以误之，不可不正。汪切庵"胞系转戾"四字，本是盲人谈天。亦有《金匮》"胞系了戾"四字之贻误千古者也。

子淋方

生地　阿胶　黄芩　黑山栀　木通　甘草

水煎服。

【笺正】此为热结膀胱者设法，清肺火以治上源，利小水以泄下窍，大旨不过如是。但阿胶太腻，非可一概施耳。

丹溪治一妊妇小便不通，令一妇用香油涂手，自产门入，托起其胎，溺出如注。即用人参、黄芪、升麻大剂煎服。又治一妇转胞，用参、归煎服，探吐得愈。

沈尧封曰：切庵载其方名参术饮。用当归、熟地黄、芎䓖、芍药、人参、白术、留白陈皮、半夏、炙甘草，加姜煎，空心服。丹溪论曰：窘胞之病，妇之禀受弱者、忧闷多者、性情急者、食味厚者，多有之。古方用滑药鲜效，因思胞不自转，为胎被压，若举其胎，胞必自疏，水道自通矣。近吴宅宠人患此，脉似涩，重则弦。予曰：此得之忧患。涩为血少气多；弦为有饮。血少则胎弱不能举；气多有饮，中焦不清而溢，则胎避而就下。乃以上药与饮，随以指探喉中，吐出药汁，候气定，又与之而安。此恐偶中，后治数人皆效。

【笺正】清阳之气不举，以致胎压膀胱，小溲不畅，其理可信，固宜川芎、黄芪、升麻等药。何以丹溪书中，竟谓令人手入产门，托起其胎？岂不知产妇不到临盆，产门不开，安有可以伸入人手之理？尧封所谓胞不自转，说得亦极模糊。盖古人命名，谓之转胞，本是空想。须知膀胱之府，贮在腹中，决非能自翻复之物。惟被压于胎一层，洵为至当不易之理。尧封所谓胎若举则胞必自疏，水道自利之说，最是明白晓畅，拨重雾而见青天矣。吴宅宠人治案中，"涩为血少气多"一句，亦蹈古人之误。要知气为血帅，血随气行，两者并辔而驰，本无须臾可离之理，乃古人竟能创为"滑脉血多气少，涩脉血少气多"二句，必以气血二字，判分畛域，宁非造句之失检？而读者偏能不假思索，奉若南针，抑亦过矣。又尧封谓中焦不清而溢，措词亦未妥。

仲景云：妇人本肥盛，今反羸瘦，胞系了戾，但利小便则愈，宜服肾气丸，以中有茯苓故也。地黄为君，功在补胎。又法：将孕妇倒竖，胞转而小便自通矣。

【笺正】《金匮》转胞不得溺一条，谓为胞系了戾，主以肾气丸。病情药理，不甚明白，止可存而不论。尤氏《心典》，以缭乱乖戾，为"了戾"二字注解。若但以训诂而言，可谓精切，然试细审病情，此胞似指膀胱。假令其系果已缭乱，岂肾气丸之力量所可为之整理？且所乱者既在系而不在胞，何故遂致小便不利？可知必非生理之真。况《金匮》妇人篇本条，原属不甚可解，而此节所引，又与《金匮》原文不符，乃竟谓可将妊妇倒竖，使胞转而小便自通。虽似言之有理，然亦思此法究竟可行否？且行之而果能有效否？似此谈医，皆是魔道，不可存也。寿颐又按：《金匮》胞系了戾，肾气丸主之一条，在妇人杂病门中，无肥盛羸瘦二句，而此条所谓中有茯苓等句，文义不伦不类，当非尧封手笔。

沈尧封曰：汪昂采《本事》安荣散，治子淋心烦闷乱。云子淋，膀胱小肠虚热也，虚则不能制水，热则不能通利，故淋。心与小肠相表里，故烦闷。方用人参、甘草之甘以补虚；木通、灯草之渗，滑石之滑，以通淋闭。肺燥则天气不降，而麦冬能清之；肾燥则地气不升，而细辛能润之；血燥则沟渎不濡，而当归能滋之也。亦有因房劳内伤胞门，冲任虚者，宜八珍汤或肾气丸。

【笺正】小溲淋闭而兼心烦闷乱，是热盛于上，水源枯涸，非仅胞中之病。方用参、麦滋润肺火，探河源于星宿之海，其旨可见。汪讱庵只知心与小肠相为表里，所见甚浅，实是模糊。须知小便之变，自有肺燥失其清肃之职，右降不及一层，岂是从小肠而来？喻西昌以羽族为证，所谓无肺者无溺，有肺者有溺，最为精切，此非汪氏所知。又按：安荣散方，出自《准绳》，非许氏《本事方》中所有。汪氏《医方集解》不知何所据而云然。细辛能润，虽古人自有此说，究属牵强。房劳内伤，宜用八珍或肾气丸云云，亦是汪氏旧说。须知真液耗伤之病，药用八珍，虽曰滋补，其实呆笨不灵。即肾气丸方，亦是浮泛，多所隔膜，毫厘千里之谬，极是颠顶，浪用古人成方，必有貌合神离之弊，初学最宜猛省，一涉此境，终身必无清醒之日。寿颐谓讱庵之书，大部皆蹈此弊，学者胡可囫囵吞枣。

第二十二节　妊娠滞下及下利

《本草纲目》：妊娠下利，用鸡卵一个，乌骨者尤妙。开孔去白留黄，入漂铅丹五钱搅匀，泥裹煨透，研末。每服二钱，米饮下。一服效是男，两服效是女。

沈尧封曰：曾试过，有效，有不效。然利即不止，而腹痛必缓。

【笺正】此条下痢，是滞下，不是泄泻，沈举腹痛一证可知。《纲目》此法乃单方。凡滞下总是肠中瘀积，所以下不爽而痛频仍。鸡子黄烧灰，可以荡涤秽垢，故能去滞止痛；又是血肉之品，不嫌峻利，则无害于妊身。然又谓一服效是男，两服效是女，则其理安在？必不足征。沈谓腹痛必缓，此灰能涤滞之明验。唯铅丹重坠，常人俱不宜服，何况妊身，用者当知所戒。

薛立斋云：一妊妇久痢，用消导理气之剂，腹内重坠，胎气不安。又用阿胶、艾叶之类不应，用补中益气汤而安。继用六君子全愈。

【笺正】此条明言久利，用过消导理气，而胎气重坠不安，则积滞已轻，而气坠为急，故以补中升清取效。非谓凡是妇身滞下，不问有滞无滞，皆投是药也。

又云：妊身利下黄水，是脾土亏损，其气下陷也，宜补中汤。

王孟英按：此下利乃泄泻自利之证，若滞下赤白之痢证，仍当别治。

【笺正】利下黄水，则无黏滞秽垢矣，故曰脾亏，然仍当凭脉证治之。王谓此是泄泻自利，诚然。又谓滞下赤白，仍当别治，则以滞下终多湿热瘀积，不可误补，养痈贻害。即有休息久痢，正气已伤者，亦必余垢未净，虽曰宜补，尚必参用疏通导滞以消息之。益气补中，均非正治，不以妊身而独异也。

第二十三节　妊娠腹痛

《金匮》曰：妇人怀妊腹中疞痛者，当归芍药散主之。

　　当归三两　　芍药一斤　　茯苓四两　　白术四两　　泽泻半斤　　芎劳三两

上六味为散，取方寸匕，酒和，日三服。

【笺正】此以和血、补土，升清立法，唯脾胃虚之腹痛为宜。疞本作"疞"。《说文》：腹中结也，从疒丩声。以纠结为义，音绞，今俗所谓痛如绞者是也。世俗有所谓绞肠痧者，亦即此字隶变乃作疞。

《金匮》曰：妊娠腹中痛，为胞阻，胶艾汤主之。

　　芎劳　　阿胶　　甘草各二两　　艾叶　　当归各三两　　芍药四两　　干地黄六两

上七味，水五升，清酒三升，合煮取三升，去渣，内胶令消尽，温服一升，日三次。

徐蔼辉曰：严氏用治胎动胎漏、经漏腰痛、腹满抢心。短气加黄芪。㤗庵亦谓妊娠下血腹痛为胞阻，主此汤。又曰：又方阿胶一斤，蛤粉炒，艾叶数茎，亦名胶艾汤。治胎动不安，腰腹疼痛，或胎上抢心，去血腹痛。

【笺正】金匮胶艾汤，为真阴不足，虚寒气滞之神丹。补阴和血，行气温经，选药精当，不仅专治妊娠之腹痛，凡气血不定，滞而作痛者，无往不宜。尤在泾《金匮心典》谓妇人经水淋漓，及胎产前后下血不止者，皆冲任脉虚而阴不能守也。是惟胶艾汤为能补而固之，有芎、归能于血中行气，艾叶利阴气，止痛安胎，故亦治妊娠胞阻。胞阻者，胞脉阻滞，血少而气不行也。血液虚寒而气行不利，故有淋沥腹痛等病。是方温和流动，补而不滞，尽人所知。而腹之所以痛者，亦由阴气耗散所致，在泾"阴不能守"四字，大有可味。芍药纯阴，能收摄溃散耗乱之阴气，故治淋沥下血，非仅为血虚家定痛之良剂。《局方》四物汤，世咸知为女科通用要药，岂非即从此方脱化而来。寿颐则谓芎䓖升发之性甚烈，古用阿胶，恐其太滞，故以芎之空松疏散者，相辅而行，是有妙用。若四物汤既去阿胶，则芎性太走，最宜斟酌，而世俗不知裁度，甚至芎、归、地、芍呆用等分，则徒读父书，弊多利少，真是笨伯。徐氏所引后人之胶艾汤，独用阿胶、艾叶，亦嫌太笨，不足法也。

《金匮》曰：怀妊六七月，脉弦发热，其胎愈胀，腹痛恶寒者，小腹如扇。所以然者，子藏开故也，当以附子汤温其藏。

附子二枚（破八片，去皮）　人参二两　白术四两　芍药三两　茯苓三两

【笺正】此妊娠内藏有寒腹痛之证治。然附子堕胎，为百药长，必不可妄试。即使病证必当温养中下，亦自有善治之法，此古书之不可拘泥者。今本《金匮》未出方，说者谓即《伤寒论·少阴篇》之附子汤。尧封所录，即《伤寒论》之方也。本条病情，尤氏《金匮心典》注文，极为明白，并录之。脉弦发热，有似表邪，而乃身不痛而腹反痛，背不恶寒而腹反恶寒，甚至少腹阵阵作冷，若或扇之者然。所以然者，子藏开不能合，而风冷之气乘之也。夫藏开风入，其阴内胜，则其脉弦为阴气，而发热且为格阳矣。胎胀者，胎热则消，寒则胀也。附子汤方未见，然温里散寒之意，概可推矣。寿颐按："胎热则消"四字，未免语病。

《大全》云：妊娠四五月后，每当胸腹间气刺满痛，或肠鸣，以致呕逆减食。此由忿怒忧思过度，饮食失节所致。蔡元度宠人有子，夫人怒欲逐之，遂成此病。医

官王师复处以木香散：莪术、木香、甘草、丁香。盐汤下，三服而愈。

【笺正】此忧郁气滞，肝络郁窒，而为腹痛之证治。方为行气温中而设，其呕逆必有中寒，故用丁香。若肝郁有火，炎上作呕者，则不可一例妄用。

沈尧封曰：夏墓荡一妇，丰前桥章氏女也。己卯夏，章氏来请，云怀孕七个月，患三疟痢疾。及诊，病者只云小便不通，腹痛欲死，小腹时有物垄起，至若痢疾，日夜数十起，所下无多，仍是粪水，疟亦寒热甚微。予思俱是肝病，盖肝脉环阴器，抵少腹，肝气作胀，故小腹痛，溺不利，胀甚则数欲大便。肝病似疟，故寒热，予议泄肝法。许其先止腹痛，后利小便。彼云：但得如此即活，不必顾胎。予用川楝子、橘核、白通草、白芍、茯苓、甘草煎服。一剂腹痛止，小便利，四剂疟痢尽除，胎亦不堕，以后竟不服药，弥月而产。

【笺正】此亦肝郁之腹痛，然是阴虚内热，故宜清肝，与上二条之证不同。尧封选药，醇正可法。善学古人者，参此数例，举一反三，无难治之病矣。

王孟英按：徐悔堂云，秣陵冯学园之内，久患痞痛。每发自脐间策策动，未几遍行腹中，疼不可忍。频年医治，不一其人，而持论各异。外贴膏药，内服汤丸，攻补温凉，备尝不效，病已濒危，谢绝医药。迨半月后，病势稍减。两月后，饮食如常。而向之策策动者，日觉其长，驯至满腹，又疑其鼓也，复为医治，亦不能愈，如是者又三年。忽一日腹痛几死，旋产一男，母子无恙，而腹痞消。计自初病至产，盖已九年矣。此等奇证，虽不恒见，然为医者，不可不知也。

【笺正】此人当初痞痛，腹中偏动之时，当然是病不是胎。频年医治，必是不得其法，故百不一效。迨至谢绝医药，病减而饮食如常之后，策策动者日觉其长，此时方是有身。惟其先抱病有年，气营未足，所以胎元不旺，不能如期长成，竟至三年乃产。若谓乍病腹动，即是怀胎，积至九年之久，而始达生，殆不其然。寿颐在甲寅、乙卯间，见甬人某君，年逾弱冠，体质甚好，后有人谓此君在母腹中，凡三十有八月。盖即孟英此条之类也。

第二十四节　妊娠腰痛

《大全》云：妇人肾以系胞，腰痛甚则胎堕，故最为紧要。若闪挫气不行者，通气散；肾虚者，青娥不老丸。总以固胎为主。

通气散方（《良方》）　破故纸瓦上炒香为末，先嚼胡桃一个，烂后，以温酒调服故纸末三钱，空心服。治妊妇腰痛不可忍，此药最神。

王孟英按：故纸性热妨胎，惟闪挫可以暂用，或但服胡桃较妥。

【笺正】腰痛皆肾虚，最易堕胎。凡肝肾阴分素亏，及房室不节者，胎最难保，此非医药之所能治。若闪挫伤气之痛，尚其轻者。凡妊娠，腹痛漏红，胎元坠滞，势将半产者，腰不痠痛，胎尚可安。一有腰痛腰痠，则少有不堕者。

薛立斋云：腰痛因肝火动者，小柴胡汤加白术、枳壳、山栀。

沈尧封曰：腰之近脊处属肾；两旁近季胁者属肝。

【笺正】肝火既动，理宜清肝，而反以小柴胡汤升提之、滋补之，岂非助桀为虐？立斋惯伎，滥用古方，误尽后世。后人依样葫芦，不效而反以增剧，则且归咎于古方，相戒不敢复用，而使古人制方精义，湮没失传，良堪叹息。

第二十五节　妊娠腹内钟鸣

《大全》用鼠窟前后土为细末，研麝香，酒调服，立愈。

【笺正】是证是方，据《准绳》系出《产宝》方。云

治小儿在腹中哭，及孕妇腹内钟鸣。用空房鼠穴中土，
令孕妇噙之，即止。或为末，麝香少许，酒调二钱。李
濒湖《纲目》土部，鼢鼠壤土条中，亦有此证治。则据
陈藏器说，谓是田中尖嘴小鼠，阴穿地中之鼠穴。然妊
妇腹中，何故钟鸣？其鸣声究竟何若？及是土之何能治
验？实是百思而不得其理。但据《产宝》与小儿在腹中
哭并为一条，则仍是腹内之儿鸣，或鸣声之较大者耳。
病情药性，俱不足征，存而不论可也。

第二十六节　腹内儿哭

《产宝》：腹中脐带上疙瘩，儿含口中，因妊妇登高
举臂，脱出儿口，以此作声。令妊妇曲腰就地，如拾物
状，仍入儿口，即止。又云：用空房中鼠穴土，同川黄
连煎汁饮，亦效。

沈尧封曰：相传腹内钟鸣，即是儿哭。今人治此，
撒豆一把在地，令妊妇细细拾完，即愈，此是妙法。

王孟英按：此臆言也。王清任曰：初结胎无口时，
又以何物吮血养生？既不明白，何不归而谋诸妇，访问
的确再下笔，庶不贻笑后人。此说甚精。余尝谓身中之
事，而身外揣测，虽圣人亦不免有未必尽然之处。故拙
案论证，但以气血寒热言之，固属弇陋，实不敢以己所

未信者欺人也。今春与杨素园大令言及，从来脏腑之论，殊多可疑。杨候叹曰：君可谓读书得间，不受古人之欺者矣。因出玉田王清任《医林改错》见赠。披阅之下，竟将轩岐以来四千余年之案，一日全反，毋乃骇闻！然此公征诸目击，非托空言，且杨候遍验诸兽，无不吻合。然则昔之凿凿言脏腑之形者，岂不皆成笑柄哉？然泰西《人身图说》一书，流入中国已二百余年，所载脏腑与王说略同。而俞理初未见《改错》，过信古书，于癸巳类稿内沿袭旧伪，谓中外脏腑迥殊，且云外洋人睪丸有四枚，尤属杜撰欺人。

【笺正】儿在母腹，虽已成形，然在未离胎盘之时，当无自能发声之事。孟英谓之謦言。以理测之，固是不刊之论。然妊妇腹有啼声，人言凿凿，确是有之。且撒豆于地，令妊者俯身拾取，其声即止，又是闻诸传述，颇觉《产宝》儿含疙瘩一说，庶几近似。孟英谓身中之事，不能身外推测，其说极允。然竟以一己所未见未闻，而直断定天下古今必无是事，亦未免身外推测。其实胎儿口中，果有含物与否，不独王清任所必不能知，就是王氏归谋诸妇，即使其妇腹中果有儿胎，亦必不能报告清楚，则又何从而访问的确，乃竟如此下笔，亦何尝不贻笑后人。

第二十七节　养胎

徐蔼辉曰：《金匮》云：怀身七月，太阴当养。以此见十月养胎之说，其来久矣。

徐之才曰：妊娠一月名胚胎，足厥阴肝脉养之；二月名始膏，足少阳胆脉养之；三月名始胞，手少阴心主胞络脉养之；四月始受水精以成血脉，手少阳三焦脉养之；五月始受火精以成气，足太阴脾脉养之；六月始受金精之气以成筋，足阳明胃脉养之；七月始受木精之气以成骨，手太阴肺脉养之；八月始受土精之气以成肤革，手阳明大肠脉养之；九月始受石精之气以成毛发，足少阴肾脉养之；十月五脏六腑皆具，俟时而生。

徐蔼辉曰：《人镜经》惟手太阳小肠与手少阴心二经不养者，以其上为乳汁，下主月水也。

王孟英按：此亦道其常耳！有每妊不足月而产者；有必逾期而产者；有先后不等者，也不为病也。惟产不足月，而形有未备，或产虽足月，而儿极萎小者，皆母气不足为病。再有身时，须预为调补，自然充备。余邻家蓄一母鸡，连下数卵，壳皆软。邻以为不祥，欲杀之，余谓此下卵过多，母气虚也。令以糯米，蛇床子饲之。数日后，下卵如常。推之于人，理无二致。

【笺正】徐之才逐月养胎之说，《千金方·妇人门》

载之甚详。《巢氏病源》尤为繁琐，盖六朝时相承之旧。然试寻绎四、五、六、七、八等月，受五行精以成血脉筋骨等说，均是架空之言，于实在生理，无从证实。而九月始受石精之气以成毛发。《巢源》作皮毛。更于五行之外，添设一个石字，尤其可笑。盖所谓某月某经脉养胎云云者，悉由随意分配。佛氏所谓一切幻境，皆由心造，庶几近之。究竟问其如何分经而养之理，则据《病源》，谓肝主血，一月之时，血流涩，始不出，故足厥阴养之，尚似言之成理。然血发于心，附会肝经，已嫌牵强，而"始不出"三字，更不成文理。又谓二月之时，儿精成于胞里，故足少阳养之，则不知胎孕于子宫之中，何以与足少阳胆发生关系？抑且"儿精成于胞里"一句，亦不成文。胎结子宫，岂可与膀胱之胞，并作一物。中医本无子宫之名。至三月则谓手心主者，脉中精神，内属于心，能混神，故手心主养之云云，尤其不知所云。四月则谓手少阳三焦之脉，内属于腑，四月之时，儿六腑顺成，故手少阳养之。五月则谓足太阴脾之脉，主四季。五月之时，儿四肢皆成，故足太阴养之。六月则谓足阳明胃之脉，主其口目。六月之时，儿口目皆成，故足阳明养之。七月则谓手太阴肺脉，主皮毛。七月之时，儿皮毛已成，故手太阴养之。八月则谓手阳明大肠脉，主九窍。八月之时，儿九窍皆成，故手阳明养之。九月则谓足少阴肾脉，主续缕。九月之时，儿脉续缕皆成，故足少阴养之云云。无一句不牵强涂附，几堪笑倒。窃谓徐氏累世名医，当不浑沌至此。且经络有十二，而怀胎只有十月，于是按月分配，乃剩出手太阳、手太阴两经，又将何说以处之？《人镜经》所谓上为乳汁，下主月水，亦无真理可说。孟英不复与辨，略过不谈，盖亦有见于此。而所论母气不足一节，则至理名言，真能洞见癥结者也。

巢元方曰：妊娠受始，七日一变。堕胎在三、五、七月者多；在二、四、六月者少。三月属心，五月属脾，七月属肝，皆属脏。脏为阴，阴常不足，故多堕耳！如在三月堕者，后孕至三月仍堕，以心脉受伤也，先须调心。五月、七月堕者亦然。惟一月堕者，人不知也。一月属肝，怒则多堕；洗下体，窍开亦堕。一次即堕，肝脉受伤，下次仍堕。今之无子者，大半是一月堕者，非尽不受胎也。故凡初交后，最宜将息，勿复交接以扰子宫，勿令劳怒，勿举重、勿洗浴，又多服养肝平气药，则胎固矣。

【笺正】巢氏此说，不见于今本《病源》，并不见于《千金》、《外台》。未详尧封出何蓝本？"七日一变"四字，最不可解。谓三、五、七月属脏，阴多不足，故多堕，尚是泛辞。惟每见堕胎者，固多在三、五、七月之时，实在何由，殊不可推测其真相。又谓如用在三月堕胎，则其后怀身，仍有届时复堕之事，又确乎有之。则子宫中之作用，必有其真。但谓三月属心，五月属脾，调补心脾，仍是空洞不切。惟心为生血，脾为统血之脏，堕胎之源，无非营阴不足，不能荣养。益阴补血，大旨不外乎此。其谓一月堕者最多，则确是实情。盖子宫初感，凝结未固，房事洗涤，俱易震动，而此时儿尚无形，堕亦不觉。试读《合信氏全体新论》，谓两精交会，由子管而入子宫，且在数日之内，原非顷刻间事，则宜乎珠胎乍结之时，易于暗堕，而本人且毫不能知矣。最宜将息一层，夫妇之愚，皆当铭之肺腑。而古人一月肝脉养胎之臆说，亦可不辨自明。彼泥古之儒，尚欲据二千年来相承之伪，以为笃信好古之护符，亦只见其识力之未到耳。

丹溪曰：阳施阴化，胎孕以成。血气虚损，不足荣养其胎，则自堕。比如枝枯则果落，藤萎则花堕。或劳怒伤情，内火便动，亦能动胎，正如风撼其树，人折其枝也。火能消物，造化自然。《病源》乃谓风冷伤子脏而堕，未得病情者也。有孕妇至三、四月必堕，其脉左手大而无力，重取则涩，知血少也。止补中气，使血自荣。以白术浓煎，下黄芩末，数十剂而安。因思胎堕于内，热而虚者为多。曰热、曰虚，当分轻重。盖孕至三月，上属相火，所以易堕。不然，黄芩、熟艾、阿胶，何谓安胎妙药耶？

【笺正】六朝以前，医者论病，皆多寒证。正以中原之地，高旷多寒，不比大江以南多温暖也。《巢源》谓胎堕为风冷伤子藏，本是当时所固有。丹溪南人，未之思耳！然人体不同，各如其面。黄芩亦未必是千人必用之药。丹溪亦自谓熟艾是安胎妙药，则艾岂寒凉？可见丹溪亦恒用之矣。

方约之曰：妇人有妊则碍脾，运化迟而生湿，湿生热。丹溪用黄芩、白术为安胎圣药。盖白术健脾燥湿，黄芩清热故也。但妊娠赖血养胎，方内四物去川芎，佐之为尤备耳！

【笺正】因湿生热，正为吾南人言之。若至黄河以北，此说又不可通。

张飞畴曰：古人用条芩安胎，惟形瘦血热，营行过疾，胎常上逼者相宜。若形盛气衰，胎常下坠者，非人参举之不安；形实气盛，胎常不运者，非香、砂耗之不安；血虚火旺，腹常急痛者，非归、芍养之不安；体肥痰盛，呕逆眩晕者，非二陈豁之不安。此皆治母气之偏胜也。若有外邪，仍宜表散；伏邪时气，尤宜急下，惟忌芒硝，切不可犯。

【笺正】相体裁衣，本是医家真谛，亦岂仅为妊身而言？奈何一孔之见，竟以"黄芩、白术安胎圣药"八字，作为自始至终一成不变之局，亦只见其不知量耳！伏邪时气两句，语太含浑，须知时病之变迁万端，岂有一概急下之理！

王孟英按：条芩但宜于血热之体。若血虚有火者，余以竹茹、桑叶、丝瓜络为君，随证辅以他药，极有效。盖三物皆养血清热而熄内风。物之坚，莫如竹皮。《礼》云：如竹箭之有筠是也。皮肉紧贴，也莫如竹，故竹虽筱而皮肉不相离，实为诸血证之要药。观塞舟不漏可知矣。桑叶，蚕食之以成丝，丝瓜络筋膜联络，质韧子坚，具包罗维系之形。且皆色青入肝，肝虚而胎系不牢者，胜于四物、阿胶多矣，惜未有发明之者。

【笺正】芩治血热，其理显而易知。然王氏所谓血虚有火者，貌视之似与血热无甚区别，然彼是实火，自当苦寒；此是虚火，亦非黄芩、白术可以笼统疗治。孟英所谓养血清热，独举竹茹、桑叶、丝瓜络三者，以为安胎妙用，批郤导窾，确非前人所能知。虽谓未有发明，然经此一番剖别，其发明不已多耶！

王海藏曰：安胎之法有二，如母病以致动胎者，但疗母则胎自安；若胎有触动以致母病者，安胎则母自愈。

【笺正】治病必求其本，固是至理名言。

丹溪云：有妇经住，或成形未具，其胎必堕。察其性急多怒，色黑气实，此相火太盛，不能生气化胎，反食气伤精故也。

【笺正】此是火旺，确宜黄芩。然仍宜参王孟英竹茹一条治法，方能恰合分寸。

丹溪又曰：有妇经住三月后，尺脉或涩或微弱，其妇却无病。知是子宫真气不全，故阳不施，阴不化，精血虽凝，终不成形，或产血块，或产血泡也。惟脉洪盛者不堕。

【笺正】此经虽阻而未必是妊。是病是胎，必以尺脉之流利不利、有神无神辩之，不在乎脉形之大小及有力无力间。"子宫真气不全"句，亦不妥。

第二十八节　胎动不安

血虚火盛，其妇必形瘦色黑。其胎常上逼者，宜条芩、阿胶。

徐蔼辉曰：前张飞畴说，谓形瘦血热宜条芩，血虚火旺宜归、芍，此似将上二条并为一治，想须在胎上逼与腹急痛上分别，未知是否？存参。

【笺正】血虚有火，何故而胎上逼，既不能说明其所以然之理，而但用条芩、阿胶，此说盖亦丹溪之徒为之，学者不可囫囵吞枣。

气虚妇体肥白，胎常下坠，宜人参。

徐蔼辉曰：体肥白是气虚证据，宜与张说参看。又思体肥白者，未必皆气虚，必肥白而胎下坠，方是形盛气衰也。须辨。存参。

王孟英按：审属气虚欲堕者，补中益气法甚妙。

【笺正】肥白之人，未有不形盛气衰者，断不可与苍黑伟硕之体，同日而语。胎常下坠，即是大气不能包举之明征。色苍伟者，必无是虑。此证补之，未必有效。若用升举，又恐惹流弊。惟人参滋补而不浊腻，自能固气，而无升提之害，此说尚妥。孟英谓可用补中益气，在清阳下陷者，诚是相宜。如其形伟气馁，致胎滞坠，而非脾胃清气下陷者，浪投升柴，亦有动胎上逼之虑。

形气盛，胎常不运者，宜香砂。

【笺正】此气滞不利，故宜行气。推之香附、乌药，亦不失于燥，皆疏达之良剂。

痰气阻滞，体肥、呕逆、眩晕者，宜二陈。

【笺正】肥人多痰，二陈、温胆，最是要药。古虽谓半夏碍胎，然今之市上药材，无不制之半夏，尽可不忌。左金丸亦佳，稍加川椒、乌梅炭，止呕尤捷。

怒气伤肝，加味逍遥散。

【笺正】逍遥治肝，为木不条达，郁滞窒塞者而言。故以柴胡春升之气，助其条畅，非能驯养肝气之横逆者。既曰因怒伤肝，则必以清养肝阴为上。逍遥散尚嫌辛升，反以扰动，流弊不小。此薛立斋之故智，不可学也。

毒药动胎，白扁豆二两，生去皮末，新汲水下。

沈尧封曰：已见厥逆门，须合参以辨其证。

【笺正】此是单方，白扁豆虽能安胃，然生研为末，汲水调服，不如煎汤稍凉饮之为佳。惟所谓毒药者，种种不同，一味单方，何可恃以无恐。

交接动胎，其证多呕。《产宝百问》方，饮竹沥一升有验。人参尤妙。

【笺正】此动胎之最厉害者。百脉偾张，为害极巨，岂一味单方所能补救。此方见李氏《本草纲目》慈竹沥下。但曰困绝，不言多呕，注明出《产宝》，此条补出"多呕"二字。盖阴泄于下，而气逆于上，竹沥下气止呕，是以主之，然但为呕之一字而设，未必能安已动之胎。人参诚能补阴，然胎既动矣，正恐未必可恃，虽曰尤妙，而吾以为必有不尽妙者。

筑磕着胎，恶露已下，疼痛不止，口噤欲绝，用神妙佛手散搽之。若不损则痛止，子母俱安；若损胎立便逐下。即芎归汤，治伤胎，多神效。

【笺正】归、芎温和流动，而俱有升举之力。故胎元受伤，震动欲坠者，得其升举，而亦能安。若胎已死，则活血行血，脉络疏通，而已败之胎，自不能留，所以可下，效如仙佛，手得成功，此佛手所以命名之义也。

胎动下血不绝欲死，《本草纲目》用蜜蜂蜡，如鸡子大，煎三五沸，投美酒半升服，立瘥。冯云：神效。蜡淡而性涩，入阳明故也。

【笺正】蜂蜡诚是固涩上品。然酒性善行，动而不静，走而不守，凡在失血诸证，类皆不可轻用，况其为胎动下血，不绝欲死者乎？此盖单方之属，凡世传单方，其神验者，确有不可思议之妙。然病情药理，则多在可知不可知之间，苟非亲自经验，殊难轻信，必有姑试服之而适以速祸者，寿颐曾屡见之矣。吾辈从事医药，须当于病理药性上两相勘合，无所疑窦，而后可以放胆用之，乃无流弊，斯为正直荡平之路。如欲尽信古书，则不妥者多矣。濒湖《纲目》所收太博，时失之滥。尧封采此方法，殆未免纸上谈兵之习，非良策也。

王孟英按：怀妊临月，并未伤动，骤然血下不止，腹无痛苦者，名海底漏。亟投大剂参、芪，十不能救其一二。此由元气大虚，冲脉不摄，而营脱于下也。

【笺正】既云胎元不伤，是并未跌挫筑磕。而血乃骤然大下，且腹无苦痛者，则为暴脱急证，诚非独用参、耆能救。此当以暴崩例之，大补大固，如独用参、阿胶、黄肉、白芍、龙齿、牡蛎之属，大剂急投，或可希冀十一。孟英所称“海底漏”三字，虽嫌俚俗，今知新产暴血直下，系胎盘中孕妇之血管不能自闭。孟英所说此条，既已临月，且无伤胎，而有是证，盖与西人论述相同。孟英必尝见之而为此论。但不能知其源委耳！

王叔和曰：胎病不动，欲知生死，令人摸之，如覆盆者则男；如肘颈参差起者女也。冷者为死；温者为生。

【笺正】此以腹之冷暖，辨胎之生死，太嫌呆相。至谓腹如覆盆者为男胎，如肘颈参差者为女胎，古书相承，多为是说，盖有见于男儿多背面而生，女儿多仰面而生，以意逆之，遂谓男胎在腹，亦必背面；女胎在腹，亦必仰面。今参以西说，益知不确。至谓冷者为死，温者为生，则几乎孩子之见。胎虽已坏，而其母尚生，何致母腹竟冷？此条出《脉经》九卷妊娠篇。不动本作"不长"；覆盆本作"覆杯"。又冷者句上，有"冷在何面"四字，更不可解。此节无此一句，盖尧封知其不妥而删之也。

第二十九节 胎死腹中及胞衣不下

《圣济总录》云：胞衣不下，急于胎之未生；子死腹中，危于胎之未下。盖胎儿未下，子与母气，通其呼吸。若子死腹中，胞藏气寒，胎血凝洇，气升不降。古方多用行血、顺气药，及硝石、水银、硇砂之类。然胎已死，躯形已冷，血凝气聚，复以至寒之药下之，不惟无益，而害母命亦多矣。古人用药，深于用意。子死之理有二端，用药寒温，各从其宜。如妊妇胎漏，血尽子死者，有坠堕颠扑，内伤子死者；有久病胎萎子死者。以附子汤进三服，使胞藏温暖，凝血流动，盖以附子能破寒气堕胎故也。若因伤寒热证，温疟之类，胎受热毒而死，留于胞中不下者，古人虑其胞受热毒，势必胀大难出，故用朴硝、水银、硇砂之类，不惟使胎不胀，且能使胎化烂，副以行血顺气之药，使胎即下也。

【笺正】朴硝、玄明粉可下死胎，诸书多载之，而莫有言其理者。惟此节借附子下胎之理，为之两两对勘，一寒一温，适得其反，各有真谛，益人智慧不少。盖无论何证，必有寒热虚实之不同，自当先辨此四字，而后用药始有门径，固未有呆执一物，而可谓此是治某证必用之药者，然古今之方书能说之，一孔之医生能用之，医药真理，那不扫地净绝。近世有《验方新编》一书，穷乡僻壤，无不风行，但言其功，不详其理，误人尤不可胜数。硇砂、水银可下死胎，虽有此说，然胡可轻试。胎漏血尽子死，只宜养阴助液，亦非附子刚药所宜。

热病胎死腹中，新汲水浓煮红花汁，和童便热饮，立效。（见《本草经疏》）

【笺正】此以行血为主，而佐之以新童便，下行迅速，威而不猛，宜乎有效。

妊病去胎，大麦芽一升，蜜一升，服之即下。见
《千金方》。

【笺正】麦芽消食、下气，洵为下行要品。然辅之
以蜜，则黏滞有余，已足以缚贲育之手足。法虽本于
《千金》，盖亦单方之属，未可恃也。

齐仲甫曰：堕胎后血出不止，一则因热而行，一则
气虚不能敛。泻血多者，必烦闷而死。或因风冷堕胎，
血结不出，抢上攻心，烦闷而死。当温经逐瘀，其血自
行。若血淋漓不止，是冲任气虚，不能约制故也。宜胶
艾汤加伏龙肝散。

王孟英按：有无故堕胎而恶露全无者，此血虚不能
荣养，如果之未熟而落。血既素亏，不可拘常例而再妄
行其瘀也。

【笺正】半产后之治法，本与正产后无异。怀胎之
后，月事不行，留此以为胎元涵养之资。古人名以恶露
者，正以瘀浊积秽，故宜露而不宜藏。惟所失太多，则
不仅瘀浊之秽恶，而并其经脉中固有之血亦不自收摄，
随波逐流而去，岂是细故，齐氏所述血热妄行，及气虚
不固两端，已握其要。热者宜清而固之，虚者非大封大
固，而助以大剂之参、芪，必不济事。昔贤所谓产后宜
大补气血为主者，即为此等证候而设。唯近今习俗，多
有谓新产后必不可用人参者，正不知何所见而云然？如
其恶露全无，而果为瘀结不行，必有脉证可凭，自当宣

化泄导。如无瘀滞脉证，则孟英之说，自有至理，此岂可一概以攻破者？而俗医或以生化汤为必需之品，则皆耳食之学，知其一不知其二，又何往而不偾事耶？

齐氏谓淋漓不止，宜胶艾汤。不佞则谓归、芎、艾叶，温辛流动，必非淋漓者通用之药。此时封固填塞，犹虞不及，夫岂可以走窜之品，扰其流而扬其波耶？又按：堕胎后及新娩后，偶有鲜血暴崩，顷刻直注无度，逐致不救者，则胎盘中孕妇之血管不能自闭，而子宫松展之故。此非药物所能有效，但其证本不多有，特千万之一。然寿颐三十年来，虽未见此，而尝再闻其事，当时医家皆莫明其故，正以彼时未见西医论述耳！（详后附《全体新编·胎盘》条中）

问：何以知胎死？曰：面赤舌青，母活子死；面青舌赤，子活母死；面舌俱青，子母俱死。死胎坠胀瘀痛，亦与常产不同。

【笺正】胎死舌青，有时可据。然必胎坏日久，而后始现于舌。盖阴霾之气上乘，其苔为之变色，是宜温通活血以下之者，非朴硝、玄明粉可妄试也。

王孟英按：吴鞠通云，死胎不下，不可拘执成方而悉用通法。催生亦然。当求其不下之故，参以临时所现之脉证若何，补偏救弊，而胎自下也。余谓诸病皆尔，不特下死胎也。

又《寓意草》有用泻白散加芩、桔以下死胎之案。

可见人无一定之病，病非一法可治；药无一定之用，随机应变，贵乎用得其当也。

【笺正】凡百证治，皆无一定板法。虽曰见证治证，然证固同而其因必万有不同，"必求其故"四字，本是无等等咒。然环顾古今医家，果能精求其故者，正恐不可多觏，又安得常有如孟英其人者，相与寻绎此中妙理也耶。

王孟英按：许裕卿诊邵涵贞室，振十七月不产。不敢执意凭脉，问诸情况，果孕非病。但云孕五月以后不动，心窃讶之。为主丹参一味，令日服七钱。两旬胎下，已死而枯。其胎之死，料在五月不动时，经年在腹，不腐而枯。如果实在树，败者必腐，但亦有不腐者，则枯胎之理可推也。余谓此有结胎之后，生气不旺，未能长养，萎于胞中，又名僵胎。亦有不足月而自下者，并有不能破胞而自落者，余见过数人矣。若胎已长成，则岂能死于腹中而不为大患，至年余而始下哉？惜许君言之未详也，丹参长于行血，专用能下死胎，凡胎前皆宜慎用。世人谓其功兼四物，以之安胎，因而反速其堕，而人不知之，余见亦多矣。

【笺正】枯胎一说，虽似奇谈，而实有至理。寿颐曾见有孕已九月，而腹不膨者。为之调和气血，而胎即堕，长仅二寸余，亦不腐朽，此妇白皙而癥瘕，固孟英之所谓生气不旺而胎萎者也。丹参本有攻破情性，而俗子反谓其能补血者，徒以《妇人明理论》有"一味丹参，功同四物"两句而误之。今得孟英尽情揭破，学者其亦可以知所从事矣。

第三十节　妊娠药忌

王孟英按：凡大毒、大热及破血、开窍、重坠、利水之药，皆为妊娠所忌。《便产须知》歌曰：蚖（阮青，即青娘子）斑（蝥）水蛭与虻虫，乌头附子及天雄。野葛水银暨巴豆，牛膝薏苡并蜈蚣。（三）棱莪（术）赭石芫花麝（香），大戟蛇蜕黄雌雄。砒石硝黄（硝兼火硝、芒硝、牙硝。黄是大黄）牡丹桂，槐花（子同此。药凉血止血，何以孕妇禁服？盖能破子宫之精血也）牵牛皂角同。半夏（制过者，不忌）南星（胆制，陈久者不忌）兼通草，瞿麦干姜桃（仁）木通。硇砂干漆蟹爪甲，地胆茅根与䗪虫。《本草纲目》续曰：乌喙侧子羊踯躅，藜芦茜（根）（厚）朴及薇衔。党根藺茹葵花子，赤箭莽草刺猬皮。鬼箭红花苏方木，麦蘖常山蒺藜蝉。锡粉硇砂红娘子（即葛上亭长），硫黄石蚕并蜘蛛。蝼蛄衣鱼兼蜥蜴，桑蠹飞生暨䴕鸡。牛黄犬兔驴马肉，鱿鲤虾蟆鳖共龟。余又补之曰：甘遂没药破故纸，延胡商陆五灵脂。姜黄葶苈穿山甲，归尾灵仙樟（脑）续随。王不留行龟鳖甲，麻黄（川）椒（神）曲伏龙肝。珍珠犀角车前子，赤芍丹参蔚（茺蔚，即益母）射干。泽泻泽兰紫草郁（金），土瓜（根）滑石（自犀角至此，虽非伤胎之药，然系行血通窍之品，皆能滑胎，凡胎元不足，及月分尚少者，究宜审用。余性谨慎，故用药如是。设有故无陨，不在此例）及紫葳（即凌霄花）。又《外科全生集》云：妊娠患疮疡，虽膏药不宜擅贴，恐内有毒药，能堕胎也。夫外治尚宜避忌，况内服乎？故妇人善饮火酒者，每无生育。以酒性热烈，能消胎也。附及之，以为种玉者告。

【笺正】妊娠药忌，自有至理。习医者固不可不知所避，否则易滋口实。然病当吃紧关头，不急急于对病发药，则母命且不可保。遑论胎元，岂有母先亡而胎元可保之理？如妊娠呕吐，半夏、伏龙肝均非所忌；而阳明热实，则硝黄必不可缺。亦是两害相权，取其轻者之理，当为达人所共许。惟俗子不知此中缓急，则必明告之而听其从违可也。若不明言于先，而欲权术以冀得一当，则必有窃议于其后者。且亦有胎元既堕而母命随之者，更必授谗慝者以口矣。故守经行权，各有其分，切忌拘泥，此行道者之所必不可忽者也。

第三十一节　附录合信氏全体新论诸说

寿颐按：英人合信氏《全体新论》，据氏自序，作于咸丰元年亥秋，则非尧封沈氏所及见。此盖孟英王氏在校刊本书后所附入，取以作旁证者。已见卷末王氏案语今核之合信氏原本，字句颇有不同，当也出于孟英所润色。然或因节之太简，致令文义时有不达之处。今附录原文，并作考异，具详本节之后。

女子尻骨盘内，前为膀胱，中为子宫，后为直肠。膀胱溺管，长约一寸，其下为阴道，即产门也。产门肉理横生，可宽可窄，其底衔接子宫之口，阴水生焉。

考异：《全体新编》原本，无"即产门也"四字，而有"阴道之口为户，内宽外狭，童女有薄膜扪闭，膜有小缺，通流月水。初与男子交合，膜破，微有血出，故俗有破身。及生子则名产门也"。共十句，凡五十字。肉理上有"之体仿如直肠"六字。可窄下有"内有摺皮，外有连膜"两句。

子宫状若番茄，倒挂骨盆之内，长二寸，底阔一寸三分，内空为三角房，一角在口，二角在底，分左右，底角有小孔，底之外有二筋带悬之，此带无力，即有子宫下坠之忧。子宫于受胎之后，积月渐大。妊娠三月，渐长四寸；妊娠五月，底圆如瓢；妊身七月，胀至脐上，渐长六寸；妊身九月，直至胸下，长尺有零，重四十两，圆如西瓜，生子之后复缩小。

考异：合信氏原本，三分下有"厚七分"三字，分左右，作"一在底左，一在底右"两句，小孔下有"可通猪毛"一句。悬之下有"一圆一扁，圆筋系于交骨，扁筋即大小肠夹膜，与胯骨粘连"四句。此带作"若筋带"。无力下有"产后行动"一句。复缩小下有"重只二两而已"一句。又受胎句上，有"凡未嫁童女，子宫之口，小如目瞳，共重八钱"三句。

子宫之底，左右各出子管一支，与小孔通，长二寸半，垂于子核之侧，不即不离。子核者，在子宫左右离一寸，向内有蒂，与子宫相连，向外有筋带，与子管相系，形如雀卵，内有精珠十五粒至十八粒不等。内贮清液，是为阴精，女子入月之年，精珠始生，至月信绝，其珠化为乌有。

考异：与小孔通，合信氏原文作"与底角之孔通连"。不即不离句，在垂于句上，其上更有"管尾略阔，披展如丝"两句，雀卵下有"薄膜裹之"一句。二粒字皆作"颗"。不等下有"其质甚薄"一句。至月信绝，作"暮年月信止"。其珠作"精珠"。

男精入子宫，透子管，子管罩子核，子核感动，精珠迸裂，阴阳交会，自子管而入，在管内渐结薄衣为胚珠，是为成孕。由是子管渐大，胚珠渐行，数日之内，行至子宫，又生胶粒以塞子宫之口，是谓受胎。

考异：自子管而入，合信氏原文作"自子管之尾而入。又生胶粒之上，有"子宫接之，血入渐多，预生新膜"三句。寿颐按：据此节胚珠由子管而行至子宫，必在数日之间，非一时即能入子宫者，宜乎初受胎时，一或不谨，即暗堕于不知不觉之中。此固非夫妇之愚所能知，凡有室者，能不儆旃！必也胚珠已入子宫，又生胶粒以塞子宫之口，然后方可谓之受胎。可见此公笔下，大有深意。

子核之内，裂一珠成一孕；裂双珠即孪生。若子宫受病，子核有恙，子管闭塞，核无精珠者，皆不受孕。

王孟英按：有子宫不受男精者，事后必溢出，殆其子核无精珠故耶。

凡受孕数日，成一胚珠，珠内有清水，初见无物无形，至十二日，胚珠大如白豆，重二三厘，珠胞之外，丝毛茸出。合信氏自注：如水缸中发毛之饭粒。剖而看之，见双膜包含清水，有小物两粒浮其中，一圆一长。长者渐变形为人，积日弥大，是名为胚。圆者养胚之物，积日弥小，及生胎盘，则茫然乌有。历二十日，胚珠渐大，珠内胚形如大蚁，重约一分，长约三分，似有头身之意。至三十日，珠内胚形长四分，大如牛蝇，身首显然可见，首上具有眼模。三十五日，脐带始生萌芽。四十二日，头上有口。四十五日，胚重一钱，长八分，初长四肢臂股。六十日，手足俱全，骨点始生，上有耳鼻，下有肛门，是为受形之始，长一寸许。六十五日，腹内初有五脏，九十日见全形，男女可辨，长二寸许，重二两许，胎盘成，由是月大一月，至四月，周身内外皆备，重五两五钱，长四寸。五月长五寸，孕妇始觉胎动，六月长六寸，重十三两，发甲生。七月长八寸，骨节粗成，壮者生出可活。八月长尺一寸，重五十五两，外肾由腹落至肾囊。九月眼始开，长一尺二寸。十月胎足，重五六斤。人具百体，心最先生，及终世之时，百体先死，心死最后。

　　婴儿在胎，肺小肝大，不须呼吸地气，故血之运行，与出世不同。妊娠二十日，心已成模，初见一管渐分两房，又渐而成四房，上两房有户相通。注：此出世后不通。胎儿之血，来自胎盘，由脐带透脐而入，一半入肝而运行肝内，即入心房；一半入菹血总管，上达心右上房，即过左上房，而落左下房，由左下房入血脉总管，先上两手头脑之内，由迴管返心右下房，即自入肺管透血脉总管之枳，（注：此入肺管与总管之枳，出世后不通。）然后落下身两足。胎儿上身大，下身小，以上身先受赤血故也。于是血落下身，行至胯骨盆上，即分一半入足，一半入双管，绕脐带而达胎盘，以胎盘为肺之用，改换既受炭气之血，复由脐带而回，轮流不息，直待出世后呱呱以啼，肺即开张以呼吸，而心左右两房相通之户即闭塞。若不闭，紫血与赤血混行，儿即死而身青矣。

　　王孟英按:《人身图说》云，胎居子宫，以脐带吸取母血以养之，有如树木以根吸取土湿。

　　胎盘名曰胞衣，俗名胎衣。乃胚珠胞外丝毛，粘连子宫内膜而生，其毛渐变为血管。三月成盘，形圆如碟，径五寸，中厚一寸许，其体半为孕妇血管，半为胎儿血管。婴儿在胎，不饮不食，故孕妇脉管甚大，衔接胎儿脉管，渗洩精液以养之，盘中与脐带相连，脐带中空，长约一尺二寸，一头连胎盘，一头连儿脐，外有两脉管绕之。胎儿之肺甚小，不能呼吸，故血脉管运入胎盘之内，直以胎盘为肺用，是一盘而兼两用也。婴儿生下移时，子宫渐缩，胎盘划然而脱，孕妇血管与之相连者，皆截然分张，斯时则产母之脉管断口紧闭，血脉即不与胎盘通流。间有胎盘未离，血管半断，或胎盘已出，子宫松展，血溢如注，陡然晕绝者。所以新产必须安睡床上，不可妄动，宜用布带束缠小腹，旬日后方可解开，慎之慎之。

　　乳者，赤血所生。乳头有管，渐入渐分，如树分枝，行至乳核，即与血脉管相接，乳汁由是渗入。产后初出之乳甚稀，其性泄，所以泄婴儿腹中之黑粪者。如产母无乳，可以牛羊乳饲之，但牛羊之乳汁太浓，须以甜熟水调匀，方合儿胃，否则消化艰难，致生热病。

　　月水者，子宫所生之液，以备胎孕之需，似血而非血也。以依期消长为安，色红不结为正，来去失时为弱，色杂而凝为病。女子红潮之年，约历三十年而潮止。其来早者，其绝亦早。若十岁起，则四十岁止；十五岁起，四十五岁止。各国风土不同，迟早亦异。有十一二岁生子者，印度国地在赤道之中，风土最热，竟有八岁生子者。太早太迟，皆非理之正也。

王孟英按：所言非血者，言非灌输脉络荣养百骸之常血。故无孕之时，可以按月而行。然亦藉气血而生化。故气血衰，则月水少，若月水过多，则气血亦耗也。

【笺正】西国学者，佥谓月事非血，以其未成年时则不见，即逾七七则停止而言之。盖稚龄之女，暨老年之媪，其人固未尝无血也，遂谓此为胎孕之所需，亦自持之有故。然何以柔脆孱弱之人，其月事必色淡而少；坚实壮盛之体，其月事亦色赤而多？如必谓与络脉之血不相贯注，恐未必然。且观于崩漏一候，所去既多，其人必顿然色白无神，岂非即是络中好血，随波逐流而去之明征？且凡治崩漏之法，又无一不同于失血诸证。是彼中此说，固有未可泥者。唯平常无病之人，月以时下，则仅属子宫中一部分之事，未必与周身脉络相为循环耳！潮信之年，约以三十载为断。古人恒言三十年为一世，可与此理互为质证。至于生育迟早，合信氏以印度为例，虽曰地土关系，自有至理。然中国在南北朝时，婚嫁最早，多十一二岁赋于归者，亦一时之风气使然。所谓太早太迟，非理之正，则圣人复起，而斯言不易，不可不铭之坐右者也。

鸟兽孳尾，皆如其期，期至则热自生。有一周来复者，有一年两度者，不及其时，则不交尾。若鸡鸭之类，不雄而卵，伏而不孵。蟾蜍、蛙、蛤之类，常雌生卵，雄出其精以护之。身虽相负而行，而精不入雌腹。若昆虫之类，间有自雌雄者。蚯蚓相交，两皆成孕，此造物之奇也。草木含仁结实，亦有雌雄之意焉。百花开时，心中之蕊为雌，旁须之粉为雄，或蜂蝶游戏花间，或和风吹拂花上，须粉散落，花蕊出胶液以粘之，乃能含仁结子，故遇烈风甚雨，花而不实者多也。某处有雌雄树，雌树结实，雄树不花，春风摇曳，雌雄相拂，方能结果云。

王孟英按：螣蛇听而有孕，白鹭视而有胎。造化之理无穷，总不外乎气相感而成形也。《新论》又云：中外之人，貌有不同，非脏腑气血、骨骼无不同者，且说理最精，并非虚揣空谈。爰录如上，以稽参考。惟产育有不止十八胎者，其精珠之数，似未可泥。

【笺正】西学以解剖为实验，显微有镜，所见最真。而习之既久，遂并其运行化育之途，亦稍稍悟到，其说固自不妄。合信氏之书，成于咸丰之初，犹为彼学中之旧本。彼中之学，重在知新，故其书近已不为新学家所重视。然今之译书渐多，取而读之，只见其复沓重累，而期期艾艾不甚可解者，恒居其半。惟合信之文，颇能明白如话，盖为此君作助手者，乃南洋之陈修堂氏，江宁之管君，俱长中文，所以朗朗可诵。孟英所录，证以原本，尚有裁节移缀者数处，但于文义，不致矛盾，姑仍旧贯，其末后受孕、胎儿、胎盘、乳汁、月水、鸟兽六节，则王氏删改，不如原文清析。兹仍依合信氏本书录之，若夫此中实在生理，颇有不易详明者，则气血运行之真，既不可以空言悬想，自谓得之，且亦有非显微镜中果能明了其来源去委者，姑付阙疑，俟诸来哲。

卷　下

第一节　临产

徐蔼辉曰:《济生产经》曰，胎前之脉贵实，产后之脉贵虚。胎前则顺气安胎，产后则扶虚消瘀。此其要也。丹溪云：产后脉洪数，产前脉细小涩弱，多死。怀妊者，脉主洪数。已产而洪数不改者，多主死。

【笺正】此言其大要耳。若别有见证，则仍以脉证相合为吉，相反为凶。如体质素弱，则胎前之脉，亦不必大；强则新产之脉，亦不必小，皆不可遽谓败象。又如胎前宜实，固也。然使邪实脉实，亦岂吉征？产后宜虚，固也。然使正脱脉虚，宁是佳象？是必不可一概论者。惟在圆机之士，知其常而达其变耳！

杨子建《十产论》：一曰正产。二曰伤产，未满月而痛如欲产，非果产也，名为试月。遽尔用力，是谓伤产。三曰催产：正产之候悉见而难产，用药催之，是谓催产。四曰冻产：冬产血凝不生。五曰热产：过热血沸，令人昏晕。六曰横产：儿身半转，遽尔用力，致先露手，令稳婆推足入腹。八曰偏产：儿未正而用力所致。九曰碍产：儿身已顺，不能生下，或因脐带绊肩，令稳婆拔之。十曰坐产：急于高处系一手巾，令母攀之，轻轻屈足坐身，可产。十一曰盘肠产：临产母肠先出，然后儿生；产后若肠不收，用醋半盏，新汲水七分和匀，噀产母面，每噀一缩，三噀尽收。

【笺正】是论原文颇长，此其删节者。节之太简，颇有不甚明了处。其坐产一条，原谓儿将欲生，其母疲倦，久坐椅褥，抵其生路，急于高处系一手巾，令产母以手攀之，轻轻屈足坐身，令儿生下。非坐在物上也云云。盖谓坐草已久，产母力疲，故以巾带，助其援力。今此节言不达意，须从原文为佳。《济阴纲目》有全文。寿颐又按：凡是难产，多由心慌意乱，急遽临盆所致。苟能忍痛，静卧，耐之又耐，瓜熟蒂落，绝少危险。乡曲稳婆，不耐静守，言多庞杂，催生临盆，最为误事。《达生编》一书，所录各方，未必可恃，惟论忍耐之法，至理名言，无出其右。甚且谓私生者无难产，为其畏羞而能忍也，尤其勘透入微。所谓六字诀者，确是产妇房中第一至宝。

孕妇只觉腹痛，未必遽产，连腰痛者为将产，胞系于肾故也。凡腰腹痛，试捏产母手指中节或本节跳动，方可临盆，即产。

王孟英按：中指跳动，亦有不即产者；更有腰腹不甚痛，但觉瘀坠而即产者。

【笺正】中指节末，本有动脉。但平人之脉动甚微，几不自知觉。惟产妇临盆之时，则此指尖之脉动甚盛，顷刻分娩，确是多数。孟英所谓亦有未必即产者，则居少数。且又有腹竟不痛，但觉腰痠滞坠异常而即产者，此其达生之极易者。虽不可多遇，而亦尝屡闻之，即孟英之所谓十个孩儿十样生也。

儿未生时，头本在上，欲生时转身向下，故腹痛难忍。此时妇当正身宽带仰卧，待儿头到了产户，方可用力催下。若用力太早，或束肚倚着，儿不得转身，即有横生、逆生、手足先出之患。

【笺正】儿在胎中，头上足下，以人情言之，理当如是。此吾国人固有之心理，虽妇人孺子，无不谓然。然据今解剖所见，则头在下足在上者，十人而九，其间有头上、足下，正立胞中者。此胎之生，必足先出，因知胎儿临蓐，本无转身之事。试思人腹中大小肠膀胱，本是相处密切，孕妇怀胎，日以增长，而腹且皤然，此中岂有空虚，容得回旋余地？向来理想空谈，原不足据。

许叔微曰：有产累日不下，服药不验，此必坐草太早，心惧而气结不行也。经云：恐则气下；恐则精怯。怯则上焦闭，闭则气逆，逆则下焦胀，气乃不行。得紫苏饮一服便产。方见子悬门。

【笺正】学士亦以坐草太早为戒，可见《达生编》六字诀之必不可少。心惧而气结不行，亦是不能忍耐之咎。恐则气下，胀而不行，自有至理。紫苏饮只为疏达气滞立法。川芎能升，似于达生不甚相宜。然果是恐则气下，却不可少，况分量甚轻，可以无虑。又程钟龄谓芎能撑动，则正是催生妙品，其临盆累日，胞浆沥净，致令气血枯涩者，非大剂养血不救。《达生编》临产六字诀，一曰睡，二曰忍痛，三曰慢临盆。

王孟英按：难产自古有之。庄公寤生，见于《左传》。故先生如达，不坼不副，诗人以为异征。但先生难而后生易，理之常也。晚嫁者，尤可察焉。然颇有虽晚嫁而初产不难者；非晚嫁而初产虽易，继产反难者；或频产皆易，间有一次甚难者；有一生所产皆易；有一生所产皆难者。此或由禀赋之不齐，或由人事之所召，未可以一例论也。谚云：十个孩儿十样生，至哉言乎！若得儿身顺下，纵稽时日，不必惊惶，安心静俟可耳！会稽施圃生茂才，诞时，其母产十，三日而始下，母子皆安。世俗不知此理，稍觉不易，先自慌张。近有狡黠稳婆，故为恫嚇，要取重价，脔而出之，索谢以去。奈贸贸者尚夸其手段之高。附识于此，冀世人之憬然悟。但有一种骡形者，交骨如环，不能开坼，名锁子骨，能受孕而不能产，如怀妊，必以娩难死。此乃异禀，万中不得其一。如交骨可开者，断无不能娩者也。方书五种不孕之所谓螺者，即骡字伪也。盖驴马交而骡，纯牝无牡，其交骨如环无端，不交不孕，禀乎纯

阴，性极驯良，而善走胜于驴马，然亦马之属也。《易》
曰：坤为马，行地无疆，利牝马之贞，皆取象于此之谓
也。人赋此形，而不能安贞则厄于娩矣。

催产神方　治产浆已出，胎不得下，或延至两三日
者，一服即产，屡用有效。

当归四钱　人参一钱　牛膝二钱　川芎一钱　龟
板三钱　赭石三钱（研）　肉桂一钱（去皮）　益母二
钱　水煎服。

王孟英按：此方极宜慎用，夏月尤忌，必审其确系
虚寒者，始可服之。通津玉灵汤最妙。余用猪肉一味，
煎清汤服，亦甚效。

【笺正】胎浆已破，迟久不产，胞门有枯燥之虞，
非滋养津液，何以救涸辙之鲋？参、归补血、活血，牛
膝、龟板、赭石引以下行，立法亦不谬，实即佛手散之
加味。芎虽能升，然程钟龄之所谓撑法，亦自有理。且
合以牛膝、龟板、赭石，亦不虑其升举，方固可用，惟
肉桂实不可解，岂欲其温以行之耶？若无寒证，何可概
施？孟英之评，必不可少，通津一方果佳，见后附方末
页。吾乡恒以龙眼肉拌人参或别直参、西洋参，久久饭
上蒸透，作临产必须之助，即此方之意。但吾乡俗见，
谓非儿头已见，不可早服，则大谬之说，实属无稽。如
果沥浆，不可不用。胞浆先破而久不产者，吾乡谓之沥
浆生，亦曰沥胞生，皆俗语也。猪肉清汤，吹去面上浮

143

油，确是妙品，但宜淡服，如胃气不旺，似不妨稍入清盐，此是孟英心得，弗以平易而忽之。

附神验保生无忧散 妇人临产，先服一二剂，自然易生。或遇横生倒产，甚至连日不生，速服一二剂，应手取效。

当归（酒洗）一钱五分 川贝母一钱 黄芪八分 白芍（酒炒）一钱二分，冬月用一钱 菟丝子一钱四分 厚朴（姜汁炒）七分 艾叶七分 荆芥穗八分 枳壳（炒）六分 川芎一钱三分 羌活五分 甘草五分

水二杯，姜二片，煎至八分，空腹温服。

程氏方解：此方流传海内，用者无不响应，而制方之妙，人皆不得其解。予谓孕妇胎气完固，腹皮紧窄，气血裹其胞胎，最难转动，此方用撑法焉。归、芎、白芍，养血活血者也；厚朴，去瘀血者也，用之撑开血脉，羌活、荆芥，疏通太阳，将背后一撑，太阳经脉最长，太阳治而诸经皆治；枳壳疏理结气，将面前一撑；艾叶温暖子宫，撑动子宫，则胞胎灵动；川贝、菟丝，最能运胎顺产，具天然活泼之趣矣。此真无上良方云云。

【笺正】此方凡十三味，粗心看来，方且嫌其杂乱无章，不伦不类，真是莫明其妙，向来以为催生妙剂，诚不能说明其所以然之理。自程钟龄以撑法一讲，语虽似奇，而自有至理。其实不过行气滞，通血脉。弥月之时，得此润泽流利之品，达生自捷，犹之孟英通津救

命一方，助津液之意，但彼无气分药品，犹为呆滞，此则气药不少，而分量皆轻，真是威而不猛，宜其投之辄应。寿颐在卅五岁时，亲戚中有首胎而体质极孱弱者，将及弥月，求备一临产药剂，即书此方与之。其后适以事过其家，则其人安坐床头，而色泽淡白。心窃讶之，问何故？则欲胞浆已破三天，而腹无痛楚，腰不疫坠，余亦无他。余知其危险，不便直说。但嘱其速将此药配服。其时已午后四五句钟矣。迨服下，而夜半竟得一男，达生极速，则此方之实地经验，化险为夷，厥功固伟大矣哉。余荆人先前三胎，皆服是方，临盆之捷，无与为比，皆得此药之力，合并誌之。但终是催生妙剂，必非安胎良方。《达生编》乃欲用之于七八月胎妊，宁非大谬？请读程氏此解，当可恍然大悟。程氏又谓此方宜用于浆水未行之时，亦正未必然矣。

如神散　路上草鞋一双，名千里马，取鼻梁上绳洗净烧灰，童便和酒调服三钱，神验。武叔卿《济阴纲目》云：于理固难通，于用实灵验。

沈尧封曰：千里马得人最下之气，佐以童便之趋下，酒性之行血，故用之良验。此药不寒不热，最是稳剂。

王孟英按：催生药不宜轻用，胎近产门而不能即下，始可用之。又须量其虚实，或补助其气血；或展拓其机关；寒者温行；热者清降；逆者镇坠；未可拘守成方而概施也。

【笺正】此所谓单方也。以理言之，未必皆验。孟英谓：不可拘守成方，岂独为催生言之耶！

《妇人良方》曰：加味芎归汤入龟板，治交骨不开。醋、油调滑石，涂入产门，为滑胎之圣药。花蕊石散治血入胞衣，胀大不能下，或恶露上攻。蓖麻子治胎衣不下。佛手散治血虚危证。清魂散治血晕诸证。失笑散治恶露腹痛，不省人事。

徐蔼辉曰：佛手散亦下死胎，胎死宜先服此，不伤气血。服此不下，次用平胃加朴硝可也。

【笺正】《良方》诸条，固皆熟在人口者，但蓖麻子治胞衣不下，岂用以内服耶？仅能滑肠，且缓不济急，此但凭理论之空谈，必不足恃。下有头发塞口，取恶即下一条，极便极验。朴硝下死胎，则上卷《圣济总录》一条已言之矣，非恒法也。

冻产治验：刘复真治府判女，产死将殓。取红花浓煎，扶女于橙上，以绵帛蘸汤罨之，随以浇帛上，以器盛之，又暖又淋，久而苏醒，遂产一男。盖遇严冬，血凝不行，得温故便产也。

【笺正】此妄语也。人已死矣，且至将殓，其时间必相去稍久，安有复生之理？古人志乘传记中，所述医家奇验，甚有谓见棺中血出，而知产妇未死者。齐谐志怪，皆好事之人，不明医理者为之，无一非痴人说梦耳。

逆产足先出，用盐涂儿足底；横产手先出，涂儿手心。

徐蔼辉曰：盐螫手足，痛便缩入，俗乃谓之讨盐生也。

【笺正】据西医书，所绘胎儿图形，在母腹中，大都足上头下，其头在上而足在下者，必是足先出，彼中剖解，所见甚多。若已到临产之时，产门开展，可以助产者手术扶转儿身，仍可使之头先出，此盖皆由结胎时之特殊情况。吾国旧说谓是儿身未转，急于用力强迫之故，仍属理想，已不可信。然则涂盐可令自缩，亦恐未必确矣。

第二节　胞衣不下

急以物牢扎脐带，坠住，使不上升，然后将脐带剪断，使血不入胞，萎缩易下。若未系先断，胞升凑心，必死。

徐蔼辉曰：《保生录》云，觉胎衣不下，产妇用自己头发塞口中，打一恶心即下。切须放心，不可惊恐，不可听稳婆妄用手取，多致伤生。又以草纸烧烟熏鼻，即下。

【笺正】此取恶心法最佳，吾乡贯用此术，妇孺皆知，往往有验。若探手取胎衣，则偾事者多矣。

芒硝三钱，童便冲服，立效。俞邃良先生目睹松郡一老稳婆，包医是证，自带白末药一包，买牛膝二两，同煎去渣，冲童便半杯服，立下。沈尧封曰：白末药定是玄明粉，玄明粉即制朴硝也。

【笺正】芒硝太咸寒，必非通用之品，童便、牛膝可法。

第三节　产后喜笑不休

一老妪云：产后被侍者挟落腰子使然，用乌梅肉二个，煎汤服，立效。嘉郡钱邻哉目睹。

【笺正】腰子是内肾，岂是坠落而尚可救之理，此阴脱于下，而气火冲激于上使然。乌梅酸收，使气不上冲，而神经之知觉复矣。颐谓童便亟服，亦可有效，否则即用潜阳镇逆之法，当无不应。即用烧炭泼醋薰鼻法，使其酸气入鼻，自能恢复，亦涵阳敛阴之捷诀也。

第四节　恶露过多不止

伏龙肝二两，煎汤澄清，化入阿胶一两服。如不应，加人参。

【笺正】新产恶露过多，而鲜红无瘀者，是肝之疏泄无度，肾之闭藏无权，冲任不能约束，关闸尽废，暴脱之变，大是可虞。伏龙肝温而兼涩，土能堤水，真阿胶质黏味厚，能固血管以止血，而又禀济水伏流之性，亦可潜跤扈之虚阳，使安其故宅，本是血崩无上圣药，重用独用，其力最专，其功最捷，尚在大剂独参汤之上。如果不应，则更可危，再加人参，亦非重用不可，而龙、牡、萸肉之属，亦所必需。至若儿初生时，胎盘乍脱，而产妇血管未闭，子宫松展，致令暴血崩注者，则必顷刻倒泻净绝，无药可救，此虽不恒有之事，寿颐固尝闻之，亦治医者所不可不知。

第五节　恶露不来

轻则艾叶及夺命散，重则无极丸；寒凝者，肉桂、红花等药，併花蕊石散。

王孟英按：产后苟无寒证的据，一切辛热之药皆忌，恶露不来，腹无痛苦者，勿乱投药饵，听之可也。如有疼胀者，只宜丹参、丹皮、玄胡、滑石、益母草、山查、泽兰、桃仁、归尾、通草之类为治，慎毋妄施峻剂，生化汤最弗擅用。

【笺正】产后无瘀，本非概可攻破之症，苟其体质素薄，血液不充，即使恶露无多，而腹无胀痛之苦者，即不当投破血之药。如囿于俗见，则砻糠榨油，势必损伤冲任，崩脱变象，更是可虞。惟有瘀滞不行之确征者，则桃仁、玄胡、归尾、乌药、青皮等行滞导气，已足胜任，亦非必须辛热。孟英谓无寒证者，即忌热药。盖新产阴伤，孤阳无依，已多燥火，再与温辛，岂非抱薪救火？而世偏有产后喜温恶清之说，印入人心，煞是可怜。生化汤诚非必用之方，然炮姜尚是无多，故《达生编》风行一时，生化之方，几于妇孺咸知，尚不甚见其弊害。其新产发热，亦是阴虚阳越，并有因蒸乳而生热者。生化汤能和阴阳，寻常轻热，一剂可已。惟在温热病中，是为大忌。孟英温热专家，所见产后大热者必多，故深恶此方，不为无见。

益母草虽曰去瘀生新，而苦燥有余，亦不应太过。吾乡俗尚，产母饮此，多多益善，必以四五斤为则，大锅浓煎，大碗代茶，日灌十余次，嫌其苦，则以红砂糖和之。故产家至戚，皆以砂糖为投赠之品，产母亦必服数斤。虽曰尚是和血良品，究竟苦者太苦，甘者太甘。一则助燥而舌茧唇焦；一则滋腻而易致满闷，若在炎天，流弊不小。此项风土，当思有以变通之。

第六节　九窍出血

《汇补》云：九窍出血，死证恒多，惟产后瘀血妄行，九窍出血，有用逐瘀之药而得生者，不可遽断其必死。此是阅历后之言，不可忽略！虽无方药，其法已具。

【笺正】此是虚阳上冒，气逆血湧，其势最炽。平人得此，尚难急救，况在产后，然急急泄降镇逆，亦自有可生之理。

第七节　黑气鼻衄

郭稽中云：产后口鼻黑气起及鼻衄者，不治。盖阳明为经脉之海，口鼻乃阳明所见之部。黑气鼻衄，是营卫散乱，营气先绝，故不治。薛立斋云：急用二味参苏饮加附子，亦有得生者。

【笺正】此亦气逆上冒之候，口鼻色黑，则肺胃之气已绝，法固不治。然急与开泄降逆，亦或可治。所谓营卫散乱，营气先绝二句语，则空泛话头，岂是病理真相。薛立斋谓用参苏，实属不切，笼统方药，何能救此危急万状之病！至云加附子，则鼻黑唇黑，岂皆属于阴寒者，况兼鼻衄者乎！此公庸愚，而偏喜著书立说，竟是各科咸备，实则绝少心得。而俗子无知，奚辩良窳，喜其简而易记，卑而易行，乃致造成无数庸俗市医，真一大厄者。

第八节　眩晕昏冒

去血过多者，宜重用阿胶，水化，略加童便服；去血不多者，宜夺命散。没药去油二钱，血竭一钱，共研末，分两服，糖调酒下。

沈尧封曰：此条宜与前恶露过多二条参看。

尧封又曰：钱姓妇产后发晕，两日不醒。产时恶露甚少，晕时恶露已断。伊夫向邻家讨琥珀散一服，约重二钱许，酒调灌下，即醒。其药之色与香，俱似没药，大约即是血竭、没药之方。

尧封又曰：庚辰春，吕姓妇分娩。次日患血晕，略醒一刻，又目闭头倾，一日数日发，其恶露产时不少，但亦不断，脉大左关弦硬。用酒化阿胶一两，冲童便服。是夜，晕虽少减，而头汗出，少腹痛有形，寒战如疟，战已，发热更甚。投没药、血竭、夺命散二钱，酒调服，寒热、腹痛、发晕顿除。惟嫌通身汗出，此是气血已通，而现虚象。用黄芪五钱，炒归身二钱，甘草一钱，炒枣仁三钱，炒小麦五钱，大枣三个，煎服，汗止而安。

王孟英按：恶露虽少，而胸腹无苦者，不可乱投破

瘀之药。今秋周鹤庭室人，新产而眩晕自汗，懒言，目
不能开。乃父何新之视脉虚弦浮大，因拉余商治。询其
恶露虽无，而脘腹无患。乃用牡蛎、石英、龟板、鳖
甲、琥珀、丹参、甘草、小麦、大枣为剂。复杯即减，
数日霍然。此由血虚有素，即娠则营阴下夺，阳越不潜。
设泥新产瘀冲之常例，而不细参脉证，则杀人之事矣。

　　【笺正】眩晕昏冒，本属阴虚于下，阳越于上。况
在新产，下元陡虚，孤阳上越，尤其浅而易见，显而
易知。即《素问》之所谓上实下虚，为厥癫疾者。此癫
字，即巅顶之巅，在古人未尝不知其病本于脑，所以调
经论又谓血之与气，并走于上，则为大厥。厥则暴死，
气反则生，不反则死。已明言气血上冲，甚者且至暴
死。无如后世医流，久昧此旨，只知为痰迷神昏，而于
《素问》"癫疾"两字，则群认为癫狂、癫痫之一定名词，
不复细考其字义之何若。此医学之空疏，断不能为后人
讳者。而在上古造字之初，即从巅顶取义，又是一望可
知，此字学之不可不讲者。而医家乃不识癫狂、癫痫之
为病在于头脑，亦正坐小学荒芜之故。苟能识此病源，
皆是气火升浮，冲激扰脑，则摄纳虚阳，抑降浮焰，既
是无上捷诀，无不覆杯得效，应手有功。尧封此节，以
血虚血瘀，分作两层，乃一虚一实；一闭一脱，确即脑
神经病辩证之两大纲。阿胶禀济水沉重之质，直补下焦
肝肾真阴，以招纳浮耗之元阳，返其故宅。自然气火皆

潜，功成俄顷。更以童便之直捷下行者，为之响导，则其力尤专，其效尤捷。血竭、没药，虽似为破瘀而设，然亦仅泄降下行，以顺其气，尚非攻逐峻剂，惟酒性升腾，大是禁忌，不可不正。又尧封治吕氏产妇一条，恶露不少，已非瘀滞。而脉大弦硬，有阳无阴，诚是虚候。阿胶、童便，本极相宜，然效不显而头有汗，尚是酒之误事。再投夺命散而即大效，则腹痛者气必滞，前之阿胶腻补，必不能吹嘘气机，服此散而谓气血已通，即是气药之得力处。然此妇之晕，已是虚证，不可误认瘀血上冲。夺命散仅能降气，亦非大破之比，盖新产无论血去多寡，下元必虚。孟英谓不可乱投破瘀，最是至理名言。王沈两案，其证实是大同，然治法则，沈尚呆板而王则灵活，同有自汗一证，沈必黄芪、归身，大刀阔斧，谓其固表补血，谁曰不宜，抑知归、芪皆含有升发气象，对此虚火外浮，尚非切当。何如梦隐之牡蛎、石英、龟、鳖两甲，潜阳摄纳，镇足浮嚣之丝丝入扣耶！王氏谓营阴下夺，阳越不潜，亦岂专为血虚有素者而言。见理既真，选药更允，自在尧封之上。盖凡体质较弱之人，初产昏眩，原是常事，固不在于瘀露之通塞，亦非是恶血之上冲，潜降浮阳，镇摄气逆。孟英此法，无往不宜，即在昏瞀最急时，先服童便，只啜一口，立觉醍醐灌顶，耳目清明，以其下行最迅，气降则脑不受激，即《素问》所谓气反则生者也。又烧炭泼醋熏鼻法亦佳。此为吾乡产母房中必备之物。

第九节　发狂谵语

恶露不来者是血瘀，宜无极丸；恶露仍通者是痰迷，宜六神汤；半夏曲一钱，橘红一钱，胆星一钱，石菖蒲一钱，茯神一钱，旋复花一钱，水煎滤清服。

沈尧封曰：一成衣妇，产后半月余，发狂打骂不休，其夫锁之磨上。余付无极丸六钱，分两服，酒下。服毕即愈。越四五日复发，又与六服，后不复发。

尧封又曰：丁姓妇产后神昏，谵语如狂，恶露仍通，亦不过多。医者议攻议补不一。金尚陶前辈后至，诊毕曰：待我用一平淡方吃下去看。用杜橘红、石菖蒲等六味。一剂神气清，四剂霍然。此方想是屡验，故当此危证，绝不矜持。归语舍弟赓虞，答曰：此名六神汤。余未考其所自。

尧封又曰：甲戌孟春，钱香树先生如君，产后微热痞闷，时时谵语，恶露不断。余用理血药不应，改用六神汤四剂，病去如失。

【笺正】产后昏狂，语言无次，如其恶瘀无多，谓为败血冲心，其情似亦甚确。然瘀纵不行，何能直达离上，蒙犯心君？则仍是阴虚阳浮，升多降少，气火上腾之症。无极丸破血导瘀，无非泄降平逆，下行为顺。即六神汤半夏、胆星、菖蒲、旋复，亦仍是开泄宣通治法。则"痰迷"二字，尚属想象得之，非果是痰涎之能蒙蔽性灵也。颐谓即用大剂沉坠镇摄之方，亦必有桴应之理。盖昏眩之与狂谵，病状虽有动静之殊，而病源则同此一辙，孟英上条案语，已握其要。

第十节　不能语

武叔卿曰：热痰迷心使然。

胆星一钱　橘红一钱　半夏一钱五分　石菖蒲一钱　郁金一钱

水煎，入竹沥一调羹，生姜汁三小茶匙服。

沈尧封曰：神昏不语，有虚有实，当参旁证及脉。

【笺正】此即上条昏冒中之一端。《济阴纲目》此方，亦与尧封所用之蠲饮六神汤同意，更不必另出一条。竹沥亦以滑利坠痰为用，向来必与生姜自然汁相辅为剂。盖嫌其寒凉，而以姜为监制也。然须知此等证候，大都气火有余，本欲其凉降直坠，何可缚贲育手足以临大敌，隔汤温之可耳，岂可死读古书而用至三小匙之多耶？

第十一节　声哑

此属肾虚。补肾之中，宜兼温通。

元生地四钱　茯苓二钱　山药一钱五分（炒）　归身二钱　肉桂五分　远志肉五分（炒）　水煎服。

【笺正】音瘖之证，其源不一。尧封谓是肾虚，乃指肾脏阴阳之气暴脱，而无气以动，哑不能声者，即《经》所谓少阴不至之厥。河间之地黄饮子；嘉言之资寿解语，皆为是证而设。徐洄溪治沈又高一案是也。产后真阴下脱，当有是证。尧封此方，即从地黄饮子变化而来，然非能通治各种之音瘖。此条言之未详。温药岂容概用？读者不可误为。寿颐于地黄饮子一方，曾有专论，已刊入拙编《中风斠诠》第三卷中。

第十二节　呃逆

虚脱恶候，人参送黑锡丹，十全一二。徐蔼辉曰：姜用川《采萃》一册，载黑铅乃水之精，入北方壬癸。凡遇阴火冲逆，真阳暴脱，气喘痰鸣之急证，同桂、附回阳等药用之，立见奇功。即经云重剂是也。

又曰：姜又载何惟丹先生呃逆治验方云：伤寒呃逆，声闻数家者，用刀豆子数粒，瓦上煅存性为末，白汤调下二钱，立止，又《本草纲目》云：病后呃逆，刀豆连壳烧服。姜云：此方宜入旋复代赭石汤。

【笺正】呃逆一证，诸书皆谓胃气欲绝，最为危候者，是指阴脱于下，孤阳无根，逆冲激上者而言。凡虚人及久病者之呃忒，气短不续，有出无入皆是。则惟许学士《本事方》黑锡丹，镇定气逆，摄纳元阳，最为捷验。喻嘉言极推重之。他如丁香、柿蒂、刀豆子等，皆为此证之要药。然亦有胃火痰热，上壅作呃，则是阳盛之大实证，必不可与虚脱者一例论治。先须清而镇之，甚者则必决去其壅塞，旋复代赭之法，即为此而设。纵在产后，亦有热呃，是不可不审。此其虚实冷热之辩，陆九芝《世补斋》文第七卷言之最详。如其真阴已虚，而胃火尚盛，则旋复代赭汤中，必加人参，此今人盐山张寿甫君《衷中参西录》之心得也。

第十三节　喘

沈尧封曰：喘有闭、脱二证，下血过多者是脱证。喉中气促，命在须臾，方书虽有参苏饮一方，恐不及待。恶露不快者是闭证，投夺命丹可定；如不应，当作痰治。此皆急证。更有一种缓者，楼全善所云：产后喘者多死。有产二月，洗浴即气喘，坐不得卧者；五月恶风，得暖稍缓。用丹皮、桃仁、桂枝、茯苓、干姜、枳实、厚朴、桑皮、紫苏、五味、瓜蒌，煎服，即卧，其疾如失，作污血感寒治也。按：此亦是痰证，所以能持久；痰滞阳经，所以恶寒。方中着力在瓜蒌、厚朴、枳实、桂枝、茯苓、干姜、五味数味，余皆多赘。

【笺正】喘证本分二候，实者是肺气之壅塞，痰饮蟠结。则宜开宣肺气，泄化其上，虚者乃肾气之上奔，真元无根，则宜摄纳潜镇，专治其下。亦惟黑锡丹，尚能救急，此非大剂不能及。喻嘉言谓宜吞百丸者，是也。产后暴喘，多虚少实，参苏饮太笼统，且和缓，诚不及待。

第十四节　发热

沈尧封曰：产后发热，所因不同，当与证参看。感冒者鼻塞，亦不可过汗，经有夺血无汗之禁，只宜芎归汤；停食者嗳腐饱闷，宜平剂消食；血虚发热，无别证者，脉大而芤，宜归、芪；阴虚者，烦渴脉细，宜生地、阿胶；更有一种表热里寒，下利清谷，烦渴恶热，脉微细者，此少阴危证，宜四逆汤。

王孟英按：暴感发热，可以鼻塞验之。苟胎前伏邪，娩后陡发者，何尝有头疼、鼻塞之形证乎？虽脉亦有不即显露者，惟舌苔颇有可征：或厚白而腻，或黄腻黄燥，或有黑点，或微苔舌赤。或口苦、或口渴、或胸闷、或溲热。此皆温湿、暑热之邪内蕴，世人不察，再饮以糖酒生化汤之类，则轻者重而重者危。不遇明眼，人亦但知其产亡，而不知其死于何病，误于何药也。我见实多，每为太息。其后条之乍寒乍热，亦当如是谛察，庶免遗人夭殃也。

【笺正】新产发热，血虚而阳浮于外者居多。亦有头痛，此是虚阳升腾，不可误为冒寒，妄投发散，以煽其焰。此惟潜阳摄纳，则气火平而热自已。如其瘀露未尽，稍参宣通，亦即泄降之意，必不可过与滋填，反增其壅。感冒者，必有表证可辩，然亦不当妄事疏散，诸亡血虚家，不可发汗，先圣仪型，早已谆谆告诫。则惟和其营卫，慎其起居，而感邪亦能自解。盖腠理空疏之时，最易感冒，实是微邪，本非重恙，自不可小题大做，一误再误。又有本非感冒，新产一二日后，蒸酿乳汁，亦发身热，则活血通乳，亦极易治。沈谓宜用胶、地者，则虚甚之外热，必舌光无苔，其宜用四逆者，则阴盛之格阳，必唇舌淡白，或颧赤之戴阳。虽皆不常有之证，而在血脱之后，变幻最多。固非心粗气浮，率尔操觚者，所能措置裕如矣。王谓胎前伏邪，娩后陡发之证，实是其人本有蕴热痰湿，分娩而正气骤衰，病状乃著，辩之于舌，最是秘诀。则惟治其湿热痰滞，扶去病根，切勿效俗人治热，只知表散。产后误事，必较之平人，尤其捷见。孟英长于温热，最惠生化一方，为暑热、湿热令中，剀切劝戒，诚是至理名言。砂糖酒尤易肇祸，此因江浙间之恶习，不可不改者。若在寒天，则生化砂糖，稍稍用之，亦不为大害，惟酒则不可不戒耳。新产后二三朝，每有微发热而别无所苦者，此则阴虚于下，而阳浮于外，亦不可作感冒治，生化汤中少许之炮姜，即所以涵藏此虚阳者。一二剂捷验，此古人所谓甘温除热之真旨也。

第十五节　乍寒乍热

仲景曰：病有洒淅恶寒而复发热者，阳脉不足，阴往乘之，阴脉不足，阳往乘之。

武叔卿曰：血闭于阳经，荣卫之行不通则寒；血闭于阴经，荣卫之行不通则热。必瘀通而后寒热自已。

沈尧封曰：后条是瘀血，前条是阴阳相乘，甚则俱有战慄者。治瘀血宜夺命丹；调补阴阳，轻则归芪建中，重则桂附八味。

【笺正】乍寒乍热，亦当如上节发热各证一例论治，不必另为一门，反滋眩惑。武氏血闭于阴阳之经一说，只是故为深文，实则无谓。要知寒热之因，各有不同，岂有呆执一端，死认瘀血之理。如其阴虚生热，而亦妄投通瘀，则为害无可胜言。此则产母之营卫，未必不通，而医家之说理，乃真不通又不通矣。至引仲景一条，原文见《伤寒论》辩脉法第三节。玩首句语气，似言太阳表证之恶寒发热，然又继之以阳脉不足，阴脉不足四句，似凡病太阳表证之人，皆为阴阳俱不足者矣。须知《伤寒论》平脉辩脉二篇，原非仲圣手笔，而后世注家，竟能随文敷衍，漫不加察，不佞已别有专论，在拙作《谈医一得集》中，兹不多赘。

第十六节　头汗

王海藏云：头汗出，至颈而还，额上偏多。盖额为六阳之会，由虚热熏蒸而出也。

沈尧封曰：汗出不止，属气血两虚。炒黄芪五钱、酒炒白芍三钱、归身二钱、炒枣仁二钱、炙甘草一钱、炒小麦三钱、南枣肉三钱，煎服神效。与眩晕条吕姓妇一案参证。

【笺正】自汗已是虚阳之外浮，但头汗出，尤为阳越之明证。沈氏从固表涵阴立法，诚是。寿颐谓尚宜加以潜敛，则龙、牡、萸肉，皆不可少，人参亦佳，滋阴即以涵阳，弗谓参是甘温也。诸药皆用炒，岂畏其腻补耶？白芍之炒，盖亦嫌其酸寒，以为监制之意。然是产后汗多，明明阴虚阳越，何畏酸涩反用酒炒，助其升动，且有流弊。凡金元以来，普通制药之法。寿颐心最厌之。后有学者，慎不可人云亦云，徒学邯郸之步。

第十七节　泄泻　滞下

沈尧封曰：乙亥初夏，傅木作妇，产时去血过多，随寒战汗出，便泻不止。余用大剂真武，干姜易生姜，两剂，战少定，而汗、泻如故。又服两日，寒战复作，余用补中汤去人参，加附子两剂。病者云：我肚里大热，口渴喜饮，然汗出下利，寒战仍不减。正凝神思虑间，其母曰：彼大孔如洞，不能收闭，谅无活理。余改用黄芪五钱炒，北五味四钱捣，白芍二钱炒，归身一钱五分炒，甘草一钱五分炒，茯苓二钱，大枣三个。一剂病减，四剂而愈。

王孟英曰：观此案则可见气虚不能收摄者，宜甘温以补之，酸涩以收之，不可用辛热走泄以助火而食气也。

【笺正】寒战利下，加以自汗，真武汤原是针对。乃反里热渴饮，而汗、利、寒战俱不应，此中玄理，未易寻思。改授甘温，转变灵通，至不可少。孟英"辛热走泄"四字，剖解入微，诚能渗透三昧者。

尧封又曰：邹氏妇，产后便泄，余用参、附温补药，未效。新城吴敬诊云：虚寒而兼下陷，用补中益气，加熟地、茯苓、桂、附，应手取效。以是知方论内言下虚不可升提，不尽然也。

【笺正】产后下虚不可升提，以拔动肾根，本是至理名言。然泄泻滑利，明是气虚下陷，东垣成法，正为是证而设。言岂一端，各有所当，况升、柴本是极轻，藉以扶助参、芪振作元气，自当应手成功。此非浪投柴、葛者。所可藉口也。今盐山张氏《衷中参西录》，畅论大气陷下，极有至理。

尧封又曰：陆姓妇，产后三日发疹，细而成粒，不稀不密。用荆芥、蝉蜕、鼠粘子等药，一剂，头面俱透。越一日，渐有回意，忽大便溏泄数次，觉神气不宁。问其所苦？曰热；曰渴。语言皆如抖出，脉虚细数，有七至。我师金大文诊之曰：此阳脱证也，属少阴。用生附子三钱，水洗略浸，切片，煨如炒米色，炮干姜八分，炒甘草一钱，灼白芍一钱五分，水煎，冲入童便一调羹，青鱼胆汁四小茶匙。（因夜中无猪胆，故以此代，羊胆亦可）服毕即睡，觉来热渴俱除。续用黄芪建中汤加丹参、苏木，二剂而安。

【笺正】疹属肺有风热之邪，法应辛凉轻散，荆芥、牛蒡等，本是正宗。惟在产后，正气必虚。牛蒡轻散皮毛，虽非猛剂，然最易滑泄大便，以子能下行，肺气既疏，而表里相应，大肠亦为之不固，故凡大便不坚实者，本宜避之。连得下泄，而语言振振，虚脱之状，固已昭著，加以脉之虚细，则热也、渴也，俱非真象。附子理中，当为必用之剂，此其外当凛寒，及唇舌之色，应有虚寒确证可察。而乃参以胆汁，意者尚有真寒假热之证在，否则附子理中，直捷爽快，何必多此一层，何如后人热药冷服之为确当乎。

沈尧封曰：产妇恶露不行，余血渗入大肠，洞泄不禁，或下青黑物，的奇散极验。荆芥大者四五穗，于盏内燃火烧成灰，不得犯油火，入麝香少许，研匀，沸汤一两呷调下。此药虽微，能愈大病，慎勿忽视。

【笺正】洞泄不禁，不可谓是血证。且恶露非肠中之瘀，何以渗入大肠？以生理学言之，殊难符合。此盖是古人理想之辞，不无误会。荆芥炭本可治便血，则所谓大便青黑者，实即其人大肠之中，有此瘀血，不可误认恶露之瘀果能渗入大肠也。

《千金》胶蜡汤：治产后利。黄蜡二棋子大，阿胶二钱，当归二钱半，黄连三钱，黄柏一钱，陈米半升煎汤，煎药服。

【笺正】此是湿热瘀积之滞下，非泄利之利，故用黄连、黄柏；以在产后，阴营必耗，故用当归、阿胶；黄蜡性最收涩，防其虚陷。或始虽实滞，而利久之后，邪盛正虚，滑脱不止，则连、柏泄热存阴；胶、蜡涩能固脱；当归、陈米所以养血液，资胃气，一举手而面面都到。立方之意，询是虑周藻密。此与仲景治少阴下利脓血之桃花汤方，一寒一热，正相对峙。然产后滞下，为虚为实，种种不同，仍当辩证用药。如果实积肠滞，蜂蜡必非所宜，阿胶更为禁剂。是可于药物性能，以推知其病情原委。如谓产后滞下，必皆牢守是方，则笨伯矣。

第十八节　便秘

《金匮》云：亡津液，胃燥故也。

沈尧封曰：当用当归、肉苁蓉、生首乌、麻仁、杏仁。不应，用麻仁丸四五十丸。

【笺正】新产津液必伤，便燥是其常态。宜以养液为先，概与润肠，防有滑泄之变，苁蓉亦只可暂用。而麻仁之类，不足恃也。颐按：润而不嫌滑泄，可用黑芝麻，即油麻之黑色者，能滋肝肾之阴。有一种黑皮绿肉之芝麻，尤为上品，然不可多得。松子仁亦佳。

第十九节　头痛

沈尧封曰：阴虚于下，则阳易上升，致头痛者，童便最妙。褚侍中云：童便降火甚速，降血甚神，故为疗厥逆头疼之圣药。若血虚受风，宜一奇散，即芎归汤也。

【笺正】阴虚而气火升浮，法宜潜阳涵阴为主。童便本是新产神丹，不仅可已头痛，且无误用之弊。果有风寒外侵，归、芎未尝不可。然一降一升，正相对照，胡可不慎？

薛立斋案载一产妇头痛，日用补中益气，已三年。稍劳则恶寒内热，拟作阳虚治，加附子一钱于前汤中，数剂不发。

【笺正】头痛安有可日用补中益气汤至于三年之理？更何论乎产后。纵使果是清阳陷下之病，亦必升之又升，迸出泥丸宫去。恶寒虽可谓是阳虚，然内热独非阴虚乎？明明伪造医案，而敢欺人如是，且以误尽初学。尧封采此，受其愚矣。

第二十节　胃脘痛　腹痛　少腹痛

沈尧封曰：有血瘀、血虚、停食、感寒、肝气之异。手按痛减者，血虚也。按之痛增者，非停食即瘀血。停食则右关脉独实，且有嗳馕气；瘀血则所下恶露必少。得热即减者，感寒也。至若厥阴肝脉，抵小腹，挟胃，又为藏血之脏，血去肝虚，其气易动，一关气恼，陡然脘腹大痛。治法：血虚宜归芪建中；消食惟查肉炭最妙，兼和血也；消瘀宜夺命散；感寒者，轻则炮姜、艾叶，重则桂、附、茱萸；肝气作痛，养血药中加川楝、橘核苦以泄之，重则乌梅，辛散、酸收、苦泄并用。

【笺正】产后胃脘痛，古有败血抢心一说。然子宫中之瘀垢，何以直攻到心？此是理想之谈，误人不小。纵使恶露不多，而为胃痛，不过降少升多，肝络气滞耳。用破瘀之法，而病亦相应者，正以泄降则气自不升，其理亦浅而易见。非径以破上焦之血，然终宜和肝行气为允，破瘀必非呆板之法，腹痛少腹痛，初产之时甚多，俗谓之儿枕痛。此则瘀血犹存，或临蓐时未免稍受寒凉，苟非盛夏炎天，生化汤最为正治。炮姜、桃仁，本是无多，不能为害。又如泽兰、艾叶、益母皆所必需。但川芎主升，不可妄用。查肉极妙，非仅消食，亦能和血。砂糖未始不可服，但不可太多，而最不宜于暑天耳。孟英书中，深恶于生化汤及砂糖，盖有为而言，然亦不必因噎废食。如痛在既产数日之后，则苟非痰食，多属血虚气滞。尧封养血二字最佳。川楝、乌梅、橘核，无一非柔肝必需之品。

徐蔼辉曰：一妇产后腹痛，令其夫以手按之，小腹

痛尤甚。下恶露而痛仍不减，知其非瘀，乃燥粪也。予
药一剂，大便润下而愈。姜用川治验：炮姜五分，丹皮
二钱，归身三钱。川芎一钱五分，山楂二钱炒，枳壳一
钱五分炒，麻仁二钱杵烂，桃仁泥二钱，生地二钱，炙
甘草四分，加研烂松子仁五粒。

【笺正】大便不通，固亦腹痛中之一证。产后津伤，
尤多便秘，此必问而知之，而察舌辩证，尚在其次。姜
氏此方，化瘀润肠，固极熨贴，但川芎尚嫌太多，松
子仁则滋液润肠，和平之物，只用数粒，何济于事，
二三十粒，不为多也。

萧赓六曰：下血过多，肝经血少腹痛，其脉弦者，
以熟地、萸肉为君，加白芍、木瓜、蒺藜，一剂可止。
有难产久坐，风入胞门，致腹痛欲绝。其脉浮而弦，续
断一两，防风五钱，服之立愈。

【笺正】血瘀不通，腹有结痛，言其常耳。若既失
血太多，则气亦虚馁，滞而为痛，亦属不少。凡崩漏、
产后，血虚而痛，尤其多数。甚且有血色紫瘀，而痛属
虚证者，盖血不循经，已离脉管，必黑必瘀，非凡是紫
块皆为实结。庸手不知，反加攻导，其害胡可胜言。且
以脉言之，失血太多，阴竭阳亢，又多刚劲不和之态，
亦不可误认脉力坚搏，遂视为实证凭据。

肖氏于此，补出血少肝强，腹痛脉弦一层，最是崩
漏、产后辩证要诀。药用熟地、萸肉、白芍、木瓜是

也。但熟地太滞，生用为佳。宜加杞子、二至、龙、牡之属。蒺藜须用沙苑，再加腹皮、乌药、绿萼梅、青皮等，当无不应。其所谓风入胞门一说，则不可信。产后中气必虚，脉浮固所常有，何得谬认作风之确证。且腹痛是里证，脉又不当浮，如其阴虚阳越，脉状浮大，则潜敛涵藏，犹恐不及。防风大剂，岂新产时所可妄试。

第二十一节　腹中虚痛　胸项结核

薛立斋案载：一产妇，腹中有物作痛，投破气行血药尤甚。肢节胸项各结小核，隐于肉里，此肝血虚也。盖肝为藏血之脏而主筋，血虚则筋急而挛，见于肢节胸项者，以诸筋皆属于节，而胸项又肝之部分也。用八珍、逍遥、归脾加减治验。

【笺正】血虚筋急，关节间结成小粒，不痒不疼，是宜养血以舒筋者。薛主逍遥，盖谓疏肝即所以舒筋。然新产阴伤，浪投柴胡，必有流弊。其八珍、归脾，亦未免呆板。立翁惯伎，终少灵通。学者一染此派习气，必终身模模糊糊，不脱笼统空泛四字。窃谓立翁用药，确乎似是实非之乡愿一流。世有知言，当不以不才为谬妄。

第二十二节　小腹痛瘀血成脓

　　薛立斋案载一产妇小腹作痛，行气破血，不应。脉洪数，此瘀血成脓也。用瓜子仁汤，二剂痛止；更以太乙膏下脓而愈。产后多有此证，虽非痛，用之神效。脉洪数，已有脓；脉但数，微有脓；脉迟紧，但有瘀血，尚未成脓，下血即愈。若腹胀大，转侧作水声，或脓从脐出，或从大便出，宜用蜡矾丸，太乙膏及托里散。凡瘀血宜急治，缓则化为脓，难治。若流注关节，则患骨疽，失治多为坏证。

　　【笺正】此肠痈也。必有形块，痛不可按，产后瘀滞不行，留于经隧，固有此证。然治法止有行气导瘀，未成可消，已成可下，如在皮里膜外，则成脓亦必外溃，不能皆从大肠而下。其内服之药，除行气行瘀外，尚复有何妙用？凡肠痈、少腹痈之治法，皆是如此。况在产后，瘀血尤其显著。乃薛谓行气破血不应，必用瓜子仁汤而痛止。太乙膏而脓下。抑知瓜子仁汤方，惟蒌仁、桃仁、苡仁、丹皮四味，薛氏之《外科发挥》有此方。功力尚不能行气行瘀，乃谓可使痛止，已是欺人之谈。《金匮》大黄牡丹皮汤治肠痈，谓当下脓血，力在硝、黄。今去此二味，而加薏苡岂有脓成而可止痛之理？此附会古书而大失其神髓者。太乙膏本为外科通用之薄贴，古人虽亦有作丸内服之说，谬谓既可外贴，即可内治，不知粘腻之极，即作丸子，则坚凝不化，直入肠胃，仍从大便囫囵解出，何能有效。且谓虽非痈亦可用此，则太乙膏又可为产后腹痛之通用品，既不能知肠痛之实在治法，而并不能治腹痛，拾古人无谓之唾余，以售其欺妄，可鄙孰甚！又谓脓从脐出，则是小肠痈之成脓者有之，俗谓是盘脐肠痈，最为难治，十不全一。然产后纵有血瘀，仅在下部，当不至此。蜡矾丸本非有用之方，黄蜡之粘，白矾之涩，能令血失流行之常，有害无益。向来以为可以护心护膜，使疡毒不致内攻，实是制方者之臆造。吾国疡医之陋，久已不可复问。薛氏又谓，宜用托里散，则脓已出矣，而尚可托，岂嫌其成脓不多，竟欲令泄尽血肉，此皆疡医家之乱道语，无非掇拾写来，自矜妙用。而尧封采之，盖亦苦于不知治疡，不能识破其勦说之完全无用。此实内外分科之一大弊也。

王孟英按：《古今医案按》载一妇产后恼怒，左少腹结一块，每发时小腹胀痛，从下攻上，膈间、乳上皆痛，饮食入胃即吐，遍治不效。叶香岩用炒黑小茴一钱，桂酒炒当归二钱，自制鹿角霜、菟丝子各一钱五分，生查肉三钱，川芎八分，水煎，送阿魏丸七分，八剂而愈。次用乌鸡煎丸，原方半料，永不复发。

俞东扶云：消积之方，如桃仁煎，用大黄、虻虫、芒硝；东垣五积丸，俱用川乌、巴霜；《局方》圣散子、三棱煎丸，俱用硇砂、干漆。此皆峻厉之剂，用而中病，固有神效；若妄试轻尝，鲜不败事。试阅叶案积聚门，并无古方狠药。如《千金》硝石丸，人参、硝、黄并用，丹溪犹以为猛剂，学者但将丹溪治积聚诸案细绎，自有悟处。而黑神丸，生、熟漆并用，尤勿轻试，每见服之误事。因思漆身为癞之言，则"飞补"之说，其可惑乎！

【笺正】叶氏是案，确已将为肠痈。然恼怒而起，仍是肝络郁结为患，但必有寒证，故可用桂酒，及小茴香至一钱之多，非凡是小腹结块胀痛，皆当拘守此方，读者必不可误认。俞氏谓峻剂不可妄投，确是见道之言，平人皆应谨慎，亦不仅为产后言之。生漆最毒，嗅其气者，尚能发肿，甚且皮肤腐烂，岂可以入肠胃？所不可解者，《本草经》竟以干漆列入上品，且谓生者久服轻身耐老云云，殊觉可骇。意者古之漆，必非今之漆也。否则传抄之误，读古书者，胡可为赵奢之子。

第二十三节　腰痛

《大全》云：产后恶露方行，忽然断绝，腰中重痛下注，两股痛如锥刺入骨。此由血滞经络，不即通之；必作痛疽。宜桃仁汤、五香连翘汤。

沈尧封曰：前方不稳，不若用桃仁、红花、地龙、肉桂、没药、当归为妥。

如神汤治瘀血腰痛。延胡、当归、肉桂等分，水煎服。

沈尧封曰：腰痛不见前症者，多属肝肾虚，宜当归、杜仲、补骨脂之类。

【笺正】产后腰痛，虚证最多，则宜滋养肝肾真阴。而前人多以瘀血立论者，专就一面着想耳。即《大全》所谓两股痛如锥刺者，亦未必无虚证。临证时皆当合四诊参之，自有确据。桃仁汤、五香连翘汤、如神汤等方，皆是通套之药，岂必胥能命中。读者当知变化，不可徒于故纸堆中搜寻方法。

第二十四节　遍身疼痛

薛立斋云：以手按之痛甚者，血滞也；按之痛缓者，血虚也。

【笺正】遍身疼痛，痛在络脉，皆无一定处所。病人自己，且无从摸索，如何可以寻按？薛立斋乃如此说法，真是按图索骥。此公庸愚，说来无不发噱。此证多血虚，宜滋养。或有风、寒、湿三气杂至之痹，则养血为主，稍参宣络，不可峻投风药。

第二十五节　浮肿

　　沈尧封曰：产后浮肿，先要分水病、气病。水病皮薄色白而亮，如裹水之状；气病皮厚色不变。经云：肾者，胃之关也。关门不利，聚水生病。盖产后肾气必损，胃底阳微，不能蒸布津液，通调水道，此聚水之由也，宜肾气汤丸。是证皮薄色白可证。人身营卫之气，通则平，滞则胀。顽痰、瘀血，皆能阻滞气道作肿，是证皮厚色不变，以脉弦者为痰，脉结而或芤者为血分证，分别论治用药。更有一种血虚而致气滞者，其肿不甚，色带淡黄，宜归身为君，佐以白术、陈皮、茯苓之类。

　　【笺正】凡肿均宜如是辩证，亦不仅为产后而言。有肺气不肃，面目浮肿者，则宜轻疏开肺，一二剂即效。如其浮肿已甚，则必不独气分为病，迴血管中，皆有积水，乃脾肾阳微，关门不利，宜温运以通水道，即尧封所谓宜肾气汤丸之证也。

第二十六节 咳嗽

沈尧封曰：一妇妊七八月，痰嗽不止，有时呕厚痰数碗，授二陈、旋复不应，用清肺滋阴愈甚，遂不服药。弥月而产。痰嗽如故，日夜不寐。三朝后，二陈加胆星、竹沥，吐厚痰数碗，嗽仍不止。更用二陈加旋复、当归，少减，稍可吃饭。因嗽不减，痰渐变薄，加入生地四钱，食顿减，嗽转甚，通身汗出，脉象微弦。用归身三钱，茯苓二钱，炒甘草一钱，紫石英三钱，因汗欲用黄芪，因嗽不止，推敲半响，仍用炒黄芪三钱。一服汗止，而嗽亦大减，十剂而安。

【笺正】咳嗽是杂病中之一大门，产后胎前本亦无甚大别。皆因证治之，必辨其寒、热、虚、实四字而已。惟有痰而舌腻者，终不可轻用清肺滋阴之药。徐灵胎批《指南》早已言之谆谆。尧封此条，两度转甚，可以殷鉴。惟间亦有肾虚水泛而为痰，浮阳冲激而作嗽者，则属下虚，法宜摄纳滋填，涵敛其上浮之冲气，而嗽自减，痰自少。产后阴伤，更多是证。蓐痨怯损，即此根萌。但知清肺化痰，皆是制造虚劳之无上祕诀。

第二十七节　口眼㖞斜

丹溪云：必须大补气血，然后治痰。当以左右手脉分气血多少治之，切不可作中风治，用小续命汤治风之药。

【笺正】但有口眼㖞斜，尚是类中风之轻症。如在初产，则深闺闭藏之时，试问何致外风猝袭？小续命汤古法，本非对症，颐终不悟古人何以有此奇病奇治。今则气血冲脑之病情已明，阴虚于下，阳越于上，气升火升，激动脑之神经，失其功用，实是浅而易知，显而共见。产后有此，亦何足怪。丹溪"大补气血"一语，盖亦见到阴虚阳越之至理。然必以左右手脉分别气血两门，寿颐终嫌其说得太呆，人身中那得有此奇局。然即使大补气血，参以治痰，亦尚是笼统说法，未必有效。如能潜镇浮阳，以泄降上升之虚火，是证甚轻，收效必捷。此古人之疏，远不逮近人之密。而局外人犹谓中医之学，千百年毫无进步，真是梦话。

第二十八节　腰背反张

薛立斋云：产后腰背反张，肢体抽搐，因亡血过多，筋无所养使然。大补气血，多保无虞；若发表祛风，百不全一。

武叔卿云：寒主收引。背项强直，寒在太阳经也。诸家皆主续命汤，此古法也。郭氏不问产后虚实、邪之有无，概用续命，似觉一偏。至薛氏专主亡血过多，非十全大补不可，是或一见。乃《夷坚志》谓以大豆紫汤、独活汤而愈，亦主于风矣，是续命固不为妄也。但本方有麻黄附子，气血两虚人，不可轻用。而郭氏论，又嘱人速灌，取汗而解，偏不以麻黄为忌，何也？二说俱不可废，临诊时详之。

沈尧封曰：仲景论腰背反张为痉，无汗者为刚痉，主以葛根汤；有汗者名柔痉，主以桂枝加葛根汤。桂枝汤乃治中风主方，故有汗之痉属风；葛根汤中用麻黄，麻黄乃散寒主药，故无汗之痉属寒。仲景治少阴伤寒，未见吐利之里证者，用麻黄附子细辛汤、麻黄附子甘草汤微发汗。盖寒邪乘少阴之虚而欲入，急以附子保坎中之阳，而以麻黄散外感之寒，真神方也。小续命汤虽非仲景之制，方中用此二味，正见攻守相须之妙。而叔卿反云：麻、附二味，气血两虚者，不可轻用。假使除却麻黄，何以散客寒？除却附子，何以保真阳？特不可用于有汗之柔痉耳！有汗柔痉，更有两种：一则因虚而受外来之风；一则血虚则筋急，并无外感之风。有风者，虽汗出，必然恶风，主以华元化愈风散；只血虚而无风者，必不恶风，纯宜补血。

尧封又曰：人身气血之外，更有真阳真阴，藏在坎中，亦立命之根基。胎系于肾，肾司二阴。产育之时，下焦洞辟，坎中阴阳，有不大损者乎？况背后挟脊四行，俱太阳经脉。太阳之里，即是少阴；脊里一条是督脉，亦隶少阴，此脉急缩，与少阴大有关会。此用麻兼用附之深意也。使置此不讲，徒执气虚、血虚，以治产后百病，业医亦觉太易矣。

【笺正】痉直强急，甚则腰背反张，其形如弓，俗书遂谓之角弓反张。小儿急惊风病多有之。而新产之后亦间有之。其类中风证，及时病之热甚伤阴者，亦时有痉直强硬，腰脊不可动之证。但不致如幼孩、产妇弯曲之甚，竟如弓状。是证在仲景书中，《伤寒论》及《金匮要略》皆有痉之专篇，大同小异。但《金匮》有方药，而本论无之。专以太阳病立论，固为太阳行身之背，其经脉四行直下，寒入太阳，则筋缩而短急，因为反张，于病理似甚精当。所以主治之药，《金匮》则栝蒌桂枝汤、葛根汤。六朝以降，则皆主续命。即在产后，亦复如是，或则大豆紫汤，独活汤、豆淋酒，或则荆芥一味之愈风散，无一不从表散寒风立法。寿颐虽不敢谓古时必无此对药之病，惟以所见之证言之，则多是阴虚阳越，气火上升之脑神经病。如小儿之急惊风，纯属内热，尽人能知。而时病中之抽搐强直，又皆在热久伤阴，津液耗竭之时。所以肝风陡动，变生诸幻。产后阴脱于下，阳焰上浮，气火上升，攻激犯脑，亦固其所。窃恐古人续命、紫汤等法，对此病情，未免南辕北辙。且痉直者，必更有手足牵掣，诸证更迭而来。以背属太阳，犹可说也。然手足岂尽属太阳一经，则一例掣动者，又将何以解之？古来治小儿急惊，未闻有主续命表散者。何以产后之痉，悉属寒风，而热病中之痉直瘈疭者，又将何以治之？薛立斋专主大补，盖亦有见于此。惟十全一汤，呆笨有余，镇摄不足。且归、芎、芪、桂，亦温亦升，治此气血上冲，仍是有害无益，自当存而不论。尧封前于发狂谵语一条，能知是热痰上冒，而不知此之痉直，仍是气血上奔，止以脑神经之说，古所未闻，而陡以太阳、少阴，高谈玄妙，见解虽高，实非此证真谛。

小续命汤　治产后中风，身体缓急，或顽痹不仁，或口眼㖞斜，牙关紧急，角弓反张。

防风一钱　麻黄（去节）　黄芩　白芍　人参　川芎　防己　肉桂各七分　附子（炮）　杏仁各五分　甘草四分（炙）

加生姜，水煎服。

【笺正】中风之身体缓急，口眼㖞斜，牙关紧急，角弓反张，皆是内动风阳，气血冲脑，扰乱神经之证。即《素问·调经论》之所谓血之与气，并走于上，则为大厥。厥则暴死，气复反则生，不反则死。生气通天论之所谓血苑于上，使人薄厥。金元以降，以知其为火、为气、为痰，病本内因，故谓之为类中风，所以别于汉唐人专用辛温升散之真中风。然犹教人用小续命汤，实是大惑不解。而产后血虚，犹谓仍须用此防风、麻黄，岂不知仲景有亡血虚家不可发汗之禁耶！惟此误已久，通国医书，靡不依样葫芦，描摹一遍，非数十百言所能说明者。寿颐别有《中风斠诠》一书专论之，兹姑从略。惟尧封于上文产后之发狂谵语，及下文金姓之口眼歪斜，手足不举，能知是痰阻经络。而独于此条，仍蹈古人之误，认作外风，故再特为指出其非。

华陀愈风散　治产后中风口噤，牙关紧闭，手足瘛疭，如角弓状。亦治产后血晕，不省人事，四肢强直，或两眼倒筑，吐泻欲死。此药清神气血脉，其效如神。

荆芥略炒为末，每服三钱，黑豆淬酒调服。童便亦可。口噤撬开灌之，或吹鼻中。

李濒湖曰：此方诸书盛称其妙。姚僧垣《集验方》以酒服，名如圣散，药下可立效。陈氏方名举卿古拜散。肖存敬方用古老钱煎汤服，名一捻金。许叔微《本事方》云此药委有奇效。一产妇睡之，及醒，则昏昏如醉，不省人事，医用此及交加散，云：服后当睡，必以左手搔头，用之果然。昝殷《产宝方》云：此病多因怒气伤肝，或忧气内郁，或坐草受风而成，宜服此药。戴氏《证治要诀》名独行散，贾似道《悦生堂随抄》呼为再生丹。《指迷方》加当归等分。

【笺正】此亦治外风之法。惟荆芥炒黑，亦能下瘀，故尚可用。但酒必不可服。举卿古拜，即荆芥二字之音切，隐语廋辞，故弄玄虚。肖氏用古钱煎汤者，是重坠之义，以镇气火之上冲耳。咎殷既知怒气伤肝，忧气内郁，则病属内因明矣，何以又谓之受风。吾国医学家言，每每若明若昧，乍是又非，最令人昏昏欲死。此习医之所以愈觉其难也。方下又谓或吹鼻中，试思功力何若？而乃如是说法。《本事方》所谓左手搔头，亦是笑话。

沈尧封曰：丁丑三月，练塘金虞旬第四媳，产后变证，伊郎来请。先述病状云：上年十月，生产甚健，至十二月初旬，面上浮肿。驱风不应，加麻黄三帖，通身胀肿，小便不利；更用五皮杂治，反加脐凸；更用肉桂、五苓，小便略通，胀亦稍减。续用桂附八味，其肿渐消，惟右手足不减。忽一日口眼歪斜，右手足不举舌不能言，因作血虚治，变为俯不得仰。数日后吐黑血盈盂，吐后俯仰自如。旬余复不能仰，又吐黑血而定，投以消瘀，忽然口闭自开如脱状，伊母一夜煎人参三钱，灌之得醒，醒来索饭，吃一小杯。近日又厥，灌人参不醒，已三昼夜矣。余遂往诊，右手无脉，因肿极，不以为怪；左脉浮取亦无，重按则如循刀刃。余曰：此是实证，停参可医。遂用胆星、半夏、石菖蒲、橘皮、天虫、地龙、紫草，水煎，入竹沥、姜汁。一剂知，四剂手足能举。不换方，十二剂能出外房诊脉，诸病悉退，惟舌音未清，仍用前方而愈。金问奇病之源，余曰：人身脏腑接壤，受胎后腹中遂增一物，脏腑之机栝为之不灵，五液聚为痰饮，故胎前病痰滞居半，《千金》半夏茯苓汤，所以神也。至临产时，痰涎与恶血齐出，方得无病；若止血下而痰饮不下，诸病丛生。故产后理血不应，六神汤为要药。此证初起，不过痰饮阻滞气道作肿，血本无病，用五苓、肾气肿减者，痰滞气道，得热暂开故也。久投不已，血分过热，致吐血两次。至若半身不遂，口眼歪斜，舌络不灵，俱是痰滞经络见证，即厥亦是痰迷所致，并非虚脱，故消痰通络，病自渐愈，何奇之有。

王孟英按：此等卓识，皆从阅历而来。朱生甫令郎仲和之室，娩后患此，医治不能除根，再产亦然，延已数年。继复怀妊，病发益频，余用大剂涤痰药，服月余，产后安然，病根竟刈。

【笺正】口眼歪斜，手足不举，舌不能言，甚至昏厥，岂非《素问》之所谓血苑于上，使人薄厥？脑神经病，灼然无疑。重用豁痰降逆，则气不上升，所以有效。

沈尧封曰：震泽一妇，产后十余日，延我师金大文诊视，余从。据述新产时，证似虚脱，服温补药数剂，近日变一怪证：左边冷，右边热，一身四肢尽然，前后中分，冷则如冰，热则如炭，鼻亦如之，舌色左白，右黑。师问曰：此是何病？用何方治？余曰：书未曾载，目未曾睹，不知应用何方。师曰：奇证当于无方之书求之。经不云乎？左右者，阴阳之道路也；阴阳者，水火之征兆也。败血阻住阴阳升降湮路，不能旋转，阳盛处自热，阴盛处自寒，所以偏热偏寒。用泽兰、查肉、刘寄奴、苏木、桃仁、琥珀等药两剂，病热减半，继服不应。遂更医杂治，以至不起。由今思之，此证不但血阻，必兼痰滞。我师见及阻住阴阳升降道路，病源已经认出，特跳不出产后消瘀圈子耳！倘通瘀不应，即兼化痰，或者如前案金妇得起，未可知也。此时彭尚初学，我师见识过人，特未悟彻血滞一证，惜哉！

【笺正】此是奇证，诚不能勘破其真相，升降阻塞，于理甚是。破瘀豁痰，固不妨姑备一说，然必曰化痰一法，治此证能收全绩，恐未必然。

薛立斋案：郭茂恂嫂金华君，产七日不食，始言头痛。头痛已，又心痛作。既而目睛痛如割刺，更作更止，相去无瞬息间。每头痛，欲取大石压，良久渐定。心痛作，则以十指抓胸，血流满掌，痛定目复痛，复以两手自剜目。如是十日不已，众医无计。进黑龙丹半粒，疾少间。中夜再服，乃瞑目寝如平时。至清晨下一行，约三升许，如蝗虫子，病减半。已刻又行如前，痛尽除。

黑龙丹：治产难及胞衣不下，血迷血晕，不省人事，一切危急恶候垂死者，但灌药得下，无不全活。

当归　五灵脂　川芎　良姜　熟地各二两（锉碎，入炒锅内，纸筋盐泥固，济火煅固）　百草霜一两　硫黄　乳香各二钱　琥珀　花蕊石各一钱

为细末，醋糊丸，如弹子大。每用一二丸，炭火煅红，投入生姜自然汁中，浸碎，以童便合酒调灌下。

【笺正】此药入火煅红，则止有花蕊石、硫黄，尚存余质，此外尽为灰烬，复有何用。而谓无不全活，未免欺人。薛案仍是瘀血耳，谓为下如虫子，其胡可信。

第二十九节　小便不通

《产乳集》用盐填脐中令平，葱白捣，铺一指厚，安盐上，以艾炷饼上灸之。觉热气入腹内，即通，最灵。

沈尧封曰：此法不效，必是气虚不能升举。黄芪补气之中，已寓上升之性，用以为君五钱；麦冬能清上源，用以为臣一钱五分；白通草达下，用以为佐八分。水煎服一剂，可效。

【笺正】沈之所谓气虚不升，是中州清阳之气下陷，反致膀胱窒塞不通，即所谓州都之气化不行者。黄芪补气，能升举清气，而不致如升麻之轻迅。即在产后，亦

可无弊，重用固宜。谓麦冬能清上源者，肺气不宣，则小水闭塞，麦冬润肺，是滋其源，然尤宜宣通肺气。紫苑、兜铃，桑白皮、路路通等，俱为通泄小水极验之药。而桂枝能通太阳气，下元阳虚者宜之。颐编《医案平议》太阳府证中，有张洛钧治案一条，颇可法也。又通关滋肾丸亦佳。

第三十节　尿血

《大全》曰：产妇尿血，面黄，胁胀少食，此肝木乘脾土也。用加味逍遥散、补中汤，煎服可愈。

【笺正】产后此证，亦有虚实之殊。虚者中州之气陷，逍遥、补中，洵可以备一法；实者则膀胱蕴热，亦必清理，非蛮补可愈，而升清又在禁例，亦与平人一例论治，不以产后而有异。

第三十一节　尿胞被伤小便淋沥

丹溪曰：尝见收生者不谨，损破产妇尿脬，致病淋漓，遂成废疾。有一妇，年壮难产得此。因思肌肉破伤在外者，皆可补完。脬虽在里，谅亦可治。遂诊其脉，

虚甚。予曰：难产之田，多是气虚，产后血气尤虚，试
与峻补。因以参、芪为君；芎、归为臣；桃仁、陈皮、
茯苓为佐；以猪羊脬煎汤，极饥时饮之。但剂小，率用
一两，至一月而安。盖令气血骤长，其脬自完，恐少缓
亦难成功矣。

　　又产时尿胞被伤，小便淋沥，用二蚕茧，烧存性为
末，服一月可愈。此缪德仁治验。

　　【笺正】此因产后时有之证，破伤是也。大补真阴，
自然可愈。丹溪此条，当非狂语。

第三十二节　产后玉门不闭

　　薛立斋云：气血虚弱，十全大补汤主之。

　　【笺正】新产而产门不收，下焦无固摄之权，诚是
虚证。然所以治之者，仍当随其他兼见之证，而量为滋
补，尤必以收摄下元为主。十全蛮方，何足以尽活泼
灵通之变化，且中有肉桂，惟有寒证者为宜。若在炎
天，或其人多火，即不宜用。此证虚弱之人时有之。初
胎者尤宜留意。故新产后，必正卧而紧併其两足，防此
患也。

第三十三节　玉门肿胀焮痛

薛立斋云：是肝经虚热，加味逍遥散主之。

【笺正】此证难产者多有之，初胎亦易有之。临产之时，尾闾骨尖本来兜湾向前者能宽展向后，以宽产门。则新娩之后，当有肿痛，亦固其宜。痛甚者，外用疡科肿痛之敷药治之。若内服药，则仍随其他之兼证而定。一概指为肝经虚热，而用加味逍遥，不知其何所见而云然。且使果是肝家虚火，则柴胡疏泄升提，更多流弊。立翁意中，盖谓是肝有热而气陷于下使然，故欲以逍遥升举之，独不知肝肾阴虚者，不宜于升清耶！

坐草过早，产户伤坏，红肿溃烂，痛不可忍。用蒸包子笼内荷叶，煎汤洗，日三次，两日可愈。此缪德仁治验。

【笺正】此所谓单方也。有效有不效，未必可恃。不如以疡科之清热退肿生肌末药治之。即曰此宜洗涤，一准溃疡治法可矣。

第三十四节　阴脱　子宫下坠

陈无择云：产后阴脱，如脱肛状，及阴下挺出，逼迫肿痛，举动、房劳即发，清水续续，小便淋沥。硫黄、乌贼骨各二两，五味子二钱半，为末掺之，日三次。

【笺正】此即子宫下坠，治宜补益固摄。若使立斋治此，则又必曰十全大补、加味逍遥矣。外治法固亦可备一说，但硫黄必非通用之药，不如用退肿生肌法之妥惬。

丹溪云：一妇产子后，阴户下一物，如合钵状，有二歧。其夫来求治。予思之：此子宫也。必气血弱而下坠。遂用升麻、当归、黄芪几帖与之。半日后，其夫复来云：服二次后，觉响一声，视之已收入阴户。但因经宿，干着席上，破一片如掌心大者在席。某妻在家哭泣，恐伤破不复能生。予思此非肠胃，乃脂膜也。肌肉破尚可复完，若气血充盛，必可生满。遂用四物汤加人参，与百帖。三年后，复有子。

黄芪一钱半，人参一钱，当归七分，升麻三分，甘草二分，作一帖，水煎食前服。治子宫下坠。外用五倍子末泡汤洗，又用末傅之，如此数次。宜多服药，永不下。

【笺正】此确是子宫。所谓两歧者，正合西学家说。所谓子宫之底，外有二筋带悬之，此带无力，即有下坠之忧者是也。此证虚弱者时有之，产后任劳亦有之，正是下元无力所致。归、芪、参、术，稍加升举，洵为正鹄。至其粘着席上而脱一片，丹溪断为脂膜，说亦可信，补养自可复完。但四物百帖，得毋太嫌呆笨。五倍子固涩，洗敷自佳。但涩药也不可太过，过则亦有流弊。

第三十五节　产户下物

丹溪云：一妇三十余岁，生女二日后，产户下一物如手帕，下有帕尖，约重一斤。予思之：此因胎前劳乏伤气，或肝萎所致。且喜血不甚虚耳！其时岁暮天寒，恐冷干坏了，急与炙黄芪二钱，人参一钱，白术五分，当归一钱半，升麻五分，三帖连服之，即收上，得汗通身方安。但下翳沾席处，干者落一片，约五六两重，盖脂膜也。食进得眠，诊其脉皆涩，左略弦，视其形且实。与白术、白芍各半钱，陈皮一钱，生姜一片，煎二三帖以养之。

【笺正】此与上条，本是一事，方亦与上条一辙。但传之稍异，遂使字句间稍有不同。尧封两收之，另出一节，未免失检。术、芍、陈皮一方，不如参、术、归、芪、升麻远甚。凡古医籍中，似此泛泛不切之案甚多，肝萎一说，全无着落，亦不足征。

第三十六节　水道下肉线

一产后水道中，下肉线一条，长三四尺，动之则痛欲绝。先服失笑散数帖，次以带皮姜三斤研烂，入清油二斤，煎油干为度，用绢兜起肉线，屈曲于水道边，以煎姜薰之，冷则熨之。六日夜缩其大半，二六日即尽入，再服失笑散，芎归汤调理之。如肉线断，即不可治矣。

【笺正】此岂即西学家所谓子宫底之筋带耶？然长三四尺，亦言之太过。总之医家所见太小，好求炫异，而不顾有识者之窃笑于其后。失笑散及姜熨法，均不妥。凡产后下部不固，岂宜更与攻破？生姜辛辣，是何药理，不如仿上条意，亦用五倍子为佳。

第三十七节　乳汁不通

涌泉散：　山甲炮研末，酒服方寸匕，日二服，外以油梳梳乳即通。见《经疏》。

陈自明《妇人良方》曰：予妇食素，产后七日，乳汁不行。赤小豆一升，煮粥食之，当夜即行。

一妇乳汁不行，煎当归八钱服，即通。王不留行、白通草、穿山甲是要药。

【笺正】产而不乳，气血虚也。甲片、通草、留行等，走窜固佳，然不揣其本而齐其末。若在瘦弱之人，终是砻糠打油手段，非徒无益，为害良多。惟壮实气滞者可用耳。当归活血，犹胜于此。吾乡通用木通、猪蹄煎汤饮之，通乳固效，然以此二物，并作一气，太嫌不伦。须知鲜猪蹄汤，滋液助血，确是佳品，只此一味，淡煮清汤吃之，已是有余，何必更以木通苦之，是为恶作剧。凡乳妇寻常饭膳，多饮猪肉鲜汤，助乳极佳。但宜淡不宜咸，咸则耗血。又必忌辛辣，忌五荤，皆足以耗血，且令乳汁有荤臭，亦非爱子之道也。

第三十八节　回乳

无子吃乳，乳不消，令人发热恶寒。用大麦芽二两，炒为末，每服五钱，白汤下。（丹溪）

【笺正】此法固佳，凡消食之药，无一不灵。查肉、神曲等皆是。但一投此等药物，乳汁立刻减少。凡治乳妇病者，皆当留意此一层。

第三十九节　乳头碎裂

丹溪云：老黄茄子，烧灰傅之。《纲目》云：丁香末傅之。

【笺正】此有因发痒而搔碎者，稍有滋水，是肝胃经之湿热，宜清肝而少参化湿。有干裂作痛者，甚至血溢，是肝燥有火，宜养液而并滋肝肾。乳房属足阳明经，乳头实肝经主之，故凡是乳病，无不系于肝者。胀痛皆然，而外疡其尤著也。外治法当依疡科例择药，燥者宜润；挟湿者宜清凉收湿。丁香温燥，大非所宜，单方之不可呆用如此。

第四十节　吹乳

缪仲醇云：妒乳、内外吹乳、乳岩、乳痈，不外阳明、厥阴两经之病，橘叶最妙。又用生半夏一个，研末，生葱头一段，研裹，左右塞鼻，神验。又于山中掘野芥菜（去叶用根），洗净捣烂，无灰煎数滚，饮一二次，即以渣罨患处。凡乳痈未成，或肿或硬，或胀痛者，无不立消，屡治经验。野芥菜一名天芥菜，又名鹦哥草，似芥菜而略矮小，其根数出如兰根，用以治乳，想其形似乳囊也。故有验。（春甫附载）

【笺正】未产前生乳痈，名曰内吹风；乳子时乳痈，名曰外吹风。皆由理想而得其名。谓小儿吮乳，口鼻之风吹之，犹可说也。乃儿在胎中而亦能吹风，何其可笑一至于此。吾国外疡病名，可鄙可嗤者不少。妒乳之名，亦是可笑，不如迳称乳痈。仲醇所谓不外阳明，厥阴二经之病，一语道破，询是至当不易。橘叶固佳，但乳岩根深蒂固，万不可与乳痈同论。总之，胎前患此，多是肝火，只宜清肝，少参消散。产后患此，多是积乳，先当消散，早投煎药，可退十之六七。惟胎前得之，其火必盛；产后得之，乳积更多，加以畏痛，不敢使儿吮之，则愈积愈肿，所以成溃皆是极易，不比其他外疡之易于消退，二三日间，无不成脓。若新产旬日之间，阴虚未复，狂焰陡然，肿大且坚，如瓢如甕者，其势甚急，非羚羊角不能消杀其毒。俗名乳发，其害尤炽，其较轻者，则川楝肉、蒲公英、地丁、银花、丹皮、栀子、黄芩、连翘、山查、神曲、麦芽等，足以了之，不能顾及回乳一层，盖非此不能釜底抽薪。俗子不知，犹用归、芎、通草之类，自谓活血行瘀，则助之腐也。生半夏有毒，塞鼻欠妥。野芥菜不知何物，然既以菜为名，必有辛散作用。此证必有火，亦非所宜。外治用蒲公英、地丁、马齿苋、木芙蓉叶、忍冬藤等捣敷皆可。然此类皆清凉有余，火盛势炽，红肿蔓延者宜之。轻症嫌其太凉，遏抑气血，反致坚硬难化。疡科书中有如意金黄散，清热而兼能消散，以治寻常之阳发痈肿正合。但选药尚未尽纯粹。寿颐习用之桃花丹，敷此有效。其不甚大者，形块如桃如栗，则千捶膏消肿最验。二方见拙编《疡科纲要》皆非古之成方。

第四十一节　乳痈红肿方发

活小鲫鱼一尾，剖去肠，同生山药寸许，捣烂涂之，少顷发痒即愈。屡验。无山药，即芋艿亦可。

【笺正】鲜山药，鲜芋头，生捣多浆汁，沾入肌肉，其痒异常，询能通利血脉，故可消毒散肿。然惟小证可用，若形块较巨者，少敷则不足以减其势，多涂则皮肤极痒，发泡且腐，而肌肉之坚肿如故，反多一层皮肤病，未尽美善。不如寿颐所恒用之桃花丹，千捶膏远甚。

第四十二节　乳痈已成

胡桃膈瓦上焙燥研末，每服三钱，红糖调匀，温酒送下，三服，无不全愈。又方：用玫瑰花五七朵，干者亦可，醇酒煎服；烫酒极热、冲服亦可。并以花瓣摘散，铺贴患处，三两次可愈，即已成块硬者，亦可消散。曾经治验数人，陈载安附设。

【笺正】既曰已成，则内有脓矣，非计之使溃，尚何有退消之法？此条二方，仍是单方耳！轻证初起，或能小效，必曰可退，断不足恃，且更有一大弊在。乳痈皆是阳证，成溃最速。酒之通经活血，能使外疡消肿软坚，止可以治阴发坚硬木肿之证。若阳发饮酒，是为厉阶，以治乳痈，尤其抱薪救火。吾乡俗传，治此证尚有一单方，用生鹿角研末，热陈酒冲服，或谓是鹿角霜，皆是温散治法，万无可消阳发之理，而传者皆言其神妙，用之者乃无一不成，无一不溃，而亦无一不大痛三四日。所见所闻，不可胜数。实则此等方法，乃治乳核、乳癖，坚硬木肿者。若是凝痰结滞，其来以渐，核小而坚，初起不知不觉，实即乳岩之小证，而亦乳岩之初基，故宜用温和行血之品。此三方皆出一派，惟无乳汁者有此证。而内外吹两者，形似相同，情实相反，万不可一例论治。而传者不悟，总因内外分科，治内科者，遂绝不知有外疡理法。且彼之结核，虽似阴发，而病在厥阴之络，内含肝火，温经太过，亦必助之发扬，恐有不可收拾之虞虑。盖乳房生疡，惟内外吹易溃而易愈。癖核虽小，溃则甚难收口，虽与乳岩绝证，稍有轻重之分，然溃后纠缠，延成痨怯者，颐见之已屡，且结核渐巨，即是成岩。异病同源，胡可漠视。王洪绪《外科全生集》，大诗其阳和汤一方，妄谓是乳岩、瘰疬等证必用良药。颐受业师李牟云先生次女，本患结核，误于阳和汤十六帖，两月而乳岩成，又三月而溃腐盈尺，惨遭非命，即是殷鉴。此病已详拙编《疡科纲要》中。又吾嘉秦君骥云，制一末药施送，说治乳痈、乳癖、乳岩，一服必减，三服必痊，用石首鱼背上鳍，生剥撕下，贴壁上阴干，积久炒研末，每一两对以小青皮末一两，每服三钱，热陈酒调服。亦不过宣通经络，殊不足以疗大证，而亦不可以治乳痈阳发，适以使其顶发成脓，单方之不可靠如是。又廿年以前，吾乡有人患疝气痛，传闻说大茴香末酒服有验，乃购大茴香二十文，研末，温酒一次服完，半夜七孔流血而绝。因所购乃属伪品，则又单方之最可骇者也。

第四十三节　乳岩

坎气，洗净切薄，焙燥研末，日吃一条，酒下。约二十条效。此缪德仁治验，半年以内者效。

又狗粪、东丹、独囊蒜，三味捣匀，摊布上，勿用膏药令粘。贴上微痛，数日可愈。

沈尧封曰：乳岩初起，坚硬不作脓。其成也，肌肉叠起，形似山岩。病起抑郁，不治之证。方书云：桃花开时死，出鲜血者死。余见一妇患此已四年，诊时出鲜血盈盂，以为必死。日服人参钱许，竟不死。明年春桃花大放，仍无恙，直至秋分节候方毙。此妇抑郁不得志，诚是肝病。然不死于春而死于秋，何哉？岂肝病有二：其太过者死于旺时，其不及者，死于衰时耶？此证本属肝病，缪以坎气补肾而愈，亦理之不可解者。外有方，附后疡科方选中。

【笺正】乳岩初起，止是一个坚核，不胀不肿，虽重按之，亦不觉痛，但块坚如石，与其他疡证不同，故不能消散。若能养血调肝，开怀解郁，止可保其不大不胀，经数十年终身不为患者，所见已多。若多劳多郁，则变化亦易，迨渐大而知作胀，已难治疗。若时作一抽之痛，则调理更是棘手。虽能养阴，已多不及，断不可误投破气消剋，及软坚走窜之药。尝见误服甲片、皂刺，应手顶发，速其胀裂。其溃也，外面皮肤虽腐，然其中仍如岩石，嵌空而坚，止有血水，并不流脓。且有自溢鲜血者，必无带病延龄之望。坎气亦是单方，恐未必果有大效。蒜头涂法，必令发痒，如其外肤一破，即是弄假成真，必不可试，总之此证无论何药，断无能令必愈之理。原谓外有方附后，今亦未见，岂传抄者有脱佚耶？

王孟英按：吴鞠通云，当归，芎藭，为产后要药，然惟血寒而滞者为宜。若血虚而热者，断不可用。盖当归香窜异常，甚于麻、辛，急走善行，不能静守，止能运血，哀多益寡。如亡血液亏，孤阳上冒等证，而欲望其补血，不亦愚哉！芎䓖有车轮纹，其性更急于当归。盖特性之偏，长于通者，必不长于守也。世人不敢用芍药而恣用归、芎，何其颠倒哉？余谓今人血虚而热者为多，产后血液大耗，孤阳易浮。吴氏此言，深中时弊。又论《达生编》所用方药，未可尽信。先得我心之同然者。详见《解产难》，医者宜究心焉！

【笺正】当归善行，川芎善升，血虚火动者，确是大禁之药。而俗子误以为补血者，只缘四物汤方，泛称补血。遂不辨菽麦而浪用之耳！鞠通此说，确不可易。况在乳岩，必兼郁火，归、芎多服，极易坏事，此亦俗医所未知者。孟英此论，原本列在乳岩条中，盖亦有见于此者。

第四十四节　热入血室

仲景《伤寒论》云：妇人伤寒，发热，经水适来，昼日明了，暮则谵语，如见鬼状者，此为热入血室，无犯胃气及上二焦，必自愈。

又云：妇人中风，发热恶寒，经水适来，得之七八日，热除而脉迟身凉，胸胁下满，如结胸状，谵语者，此为热入血室也。当刺期门，随其实而取之。

又云：妇人中风，七八日，续得寒热，发作有时，经水适断者，此为热入血室，其血必结，故使如疟状，发作有时，小柴胡汤主之。

沈尧封曰：论言勿犯胃气及上二焦者，谓不可攻下。并不可吐汗也。然有似是实非之证，不可不辨。

【笺证】发热而经水适来，有适逢信期者；亦有不及信期，而热逼经行者。昼日明了，暮则谵语，以热入阴分，故日暮阴气用事而神愦也。法当破瘀，其应甚捷。仲景谓无犯胃气及上二焦。以此之谵语，非阳明证，恐人误认阳明，妄投承气，故为叮咛。又谓无犯上二焦，则必治下焦可知。陆九芝《世补斋》书，解此最是明白。胸胁下满，是血滞而肝络不疏，故宜泻期门。乃言针法，则推之药理，亦必泻去血滞可知。其小柴胡汤一条，明明言经水适断，此为经净自断者而言。以经行既净，则血室空疏，而邪热乘之，陷入下焦，乃是虚证，故以柴胡提其下陷之气，而参、甘、大枣方为对病，必非谓凡是热入血室，皆用是方。亦有经行未净，热盛瘀结，因而适断者，更当破瘀通经，尤非小柴胡之升举补中，所可妄试，挨之药理，盖亦可知。则本论小柴胡汤条中，"其血必结"四字，寿颐窃疑是当在上二条中，为传写者脱误移此。非然者，血已瘀结，而更可授以柴之升提，参、枣之补，仲景安有此理？然古今之为本论作注者，竟谓小柴胡一方，为通治热入血室之要药，宁非大误？徐洄溪《伤寒类方》于暮则谵语，如见鬼状条下，尚谓当用小柴胡汤，亦是误认。于疟病，则不问虚实寒热，迳曰仲景小柴胡，为治疟天经地义，不二法门。寿颐终不知其何以说得出口？今尧封于此，乃谓有似是实非之证，其意固谓此小柴胡之一方，不可一概乱投也。请观下文医案三条，皆用是方而增剧，盖本是热病，不问情由，而辄以柴胡升之，参、甘、大枣补之，谬妄尚何待言。读古人书，岂可不讲病情，徒死于字句之下乎？

　　陈良甫曰：脉迟身凉，而胸胁下满，如结胸状，谵语者，当刺期门穴。下针病人五吸，停针良久，徐徐出针。凡针期门穴，必泻勿补。肥人二寸，瘦人寸半。

　　【笺正】期门穴在两乳直下，其左正当胃部，右当肝藏部位，何可刺入寸半及二寸？古书皆云可刺四分，而陈良甫独为是说，必有讹误，不可不正。且期门针法，非得真传，不可妄试。误伤肝脏，祸不旋踵，用针者其慎之。

　　许学士治一妇，病伤寒，发寒热，遇夜则如见鬼状，经六七日，忽然昏塞，涎响如引锯，牙关紧急，瞑目不知人，病势危困。许视之曰：得病之初，曾值月经来否？其家云：经水方来，病作而经遂止，后一二日发寒热，昼虽静，夜则见鬼，昨日不省人事。许曰：此是热入血室证，医者不晓，以刚剂与之，故致此，当先化痰，后治其热。乃急以一呼散投之，两时许，涎下得睡，即省人事。次投以小柴胡汤加生地，二服而热遂除，不汗而自解。

【笺正】此案见《本事方》。夜则谵语，确是热入血室。然至昏瞀痰鸣，牙关紧闭，已属气升火升，血冲脑经之证。许谓医以刚剂与之，当指温升辛散诸药，故为此候。许氏先以化痰，诚是泄降正治。一呷散方未见，必是涤痰法。次谓小柴胡加生地，许书中有是方，谓治妇人室女，伤寒发热，或发寒热，经水适来，或适断，昼则明了，夜则谵语，如见鬼状。亦治产后恶露方来，忽尔断绝云云。虽是仲景本论固有之法，其加生地者，古称地黄能破瘀也。然以适来适断，并为一谈，实非仲师真旨。且谓可治产后恶露方来，忽尔断绝。则凡是瘀血，皆主以小柴胡汤，更是大不可训。况此人病状，确为气血上冲，更与以柴胡之升扬，参、甘、生地之腻补，姑不论古人不知脑神经病，或有误认，然痰涎壅塞之后，又岂此药可愈？当是臆说，不敢信也。

又一热入血室证，医用补血调气药，治之数日，遂成血结胸，或劝用前药。许曰：小柴胡已迟，不可行矣，刺期门则可。请善针者治之，如言而愈。或问何为而成血结胸？许曰：邪气乘虚入于血室，血为邪所迫，上入肝经，则谵语见鬼；复入膻中，则血结于胸中矣。故触之则痛，非药可及，当用刺法。

【笺正】此亦见《本事方》，谓血结膻中，原是理想，不可深信。又谓小柴胡已迟，亦是欺人之语。惟刺期门，则泻肝经实热，固仲师之心法，以此推之，用药之理，亦可想而知矣。

沈尧封曰：一妇热多寒少，谵语夜甚，经水来三日，病发而止。本家亦知热入血室，医用小柴胡数帖，病增，舌色黄燥，上下齿俱是干血。余用生地、丹皮、麦冬等药，不应。药入则干呕，脉象虚而不大。因思弱脉多火，胃液干燥，所以作呕。遂用白虎汤加生地、麦冬，二剂热退神清。唯二十余日不大便为苦，与麻仁丸三服，得便而安。一室女，发热经来，医用表散药增剧，谵语夜甚。投小柴胡汤，不应。夜起如狂。或疑蓄血，投凉血消瘀药，亦不应。左关脉弦硬搏指，询知病从怒气。因用胆草、黄芩、山栀、丹皮、羚羊角、芦荟、甘草、归身等药煎服，一剂知，四剂愈。

【笺正】两证皆热入血室，而皆用小柴胡增剧，妄升妄补，无一非热病鸩毒。呆读古书者，此其殷鉴。惟胃火脉当滑大，而反弱者，津干液耗，脉反无力耳！沈谓弱脉多火，大有语病。此两条沈皆凭证用药，非热入血室之通治法。若执此两条，以通治经来谵语，又是呆汉。

尧封又曰：张仪表令爱，发热经来，昏夜谵语，如见鬼状，投小柴胡增剧。询其病情，云醒时下体恶寒，即惯时亦常牵被敛衣。因悟此证，平素必患带下，且完婚未久，隐曲之事，未免过当。复值经来过多，精血两亏，阴阳并竭。其恶寒发热，由阴阳相乘所致，非外感热邪深入也。误投发散清热，证同亡阳。《伤寒论》云：亡阳则谵语。《内经》云：脱阳者，见鬼是也。因用肾气丸，早晚各二钱，神气即清。随以苁蓉易附、桂，数剂全愈。沈氏自注：此即前所云似是实非之证，不可不辨。

【笺正】此血虚而浪投柴胡，乃至不醒人事，升提虚阳，为祸固是甚捷，但此是阴虚阳浮之候，法当滋填镇摄者，而用肾气丸，貌视之，颇不可解。盖尧封因其下体恶寒，及有牵被敛衣情状，而悟到阴阳两虚，遂欲以桂、附恢复肾阳，并以地黄、萸肉兼顾阴液，心思不可谓不敏。而寿颐意中，则谓既是阴阳俱耗，则八味方中苓、泽、丹皮，尚嫌走而不守，不如迳用河间地黄饮子，专以固摄肝肾，阴阳两顾，可谓双管齐下，五雀六燕，铢两不差。此人证候，恰合肾气不能上承之厥逆也。

第四十五节　咽哽

《金匮》云：妇人咽中如有炙脔，半夏厚朴汤主之。

《千金》所云：咽中帖帖如有炙肉，吐之不出，吞之不下是也。

　　半夏一升　厚朴三两　茯苓四两　生姜五两　苏叶二两

　　水煎分四服，日三夜一。

　　【笺正】此痰气互阻之证。尤在泾谓凝痰结气，阻塞咽嗌者是也。半夏厚朴汤，开痰下气，固是正宗，惟患此者，多缘思虑郁结所致。可参用丹溪越鞠法。

第四十六节　藏躁

　　《金匮》云：妇人藏躁，悲伤欲哭，象如神灵所作，数欠伸，甘麦大枣汤主之。

　　甘草三两　小麦一斤　大枣十枚

　　水煎分三服。

　　【笺正】此血少而心气不安，神虚气馁，故多悲伤，此方极验。近人医案有之，颐已录入《医案平议·神志门》。尤氏《金匮心典》解此甚明白，今录于后。

　　尤在泾曰：此证沈氏所谓子宫血虚，受风化热者是也。血虚藏躁，则内火扰而神不宁，悲伤欲哭，有如神灵，而实为虚病，前五藏风寒积聚篇，所谓邪哭使魂魄不安者，血气少而属于心也。数欠伸者，经云：肾为欠为嚏。又肾病者，善数欠，颜黑。盖五志生火，动必关心藏，阴既伤，穷必及肾也，小麦为肝之谷，而善养心气；甘草、大枣甘润生阴，所以滋藏气而止其躁也。

第四十七节　阴寒

《金匮》云：妇人阴寒，温阴中坐药，蛇床子散主之。

蛇床子末，以白粉少许，和合相得如枣大，绵裹纳之，自温。

【笺正】此外治法，然亦不必呆守蛇床一味，善学古人者，亦可自知变化。若夫内服汤散丸子，亦准此例以求之可也。

第四十八节　阴吹

《金匮》云：胃气下泄，阴吹而正喧，此谷气之实也。猪膏发煎主之。

猪膏半斤，乱发如鸡子大三枚，和膏中煎之，发消药成，分再服。

王孟英按：阴吹亦妇人恒有之事，别无所苦者，亦不为病。况属隐微之候，故医亦不耳。俗传产后未弥月而啖葱者，必患此。惟吹之太喧，而大便艰燥，乃称为病。然仲圣但润其阳明之燥，则腑气自通，仍不必治其吹也。

【笺正】此是隐曲之微恙，不足为病。观仲景法，通阳明而兼有导瘀性质，盖因有瘀滞，经隧不利，故为此患。则用药之理，可想而知，亦不必拘拘于古人之成方也。

第四十九节　阴痒（附阴挺）

善邑西门外三里，有妇阴中极痒难忍。因寡居，无人转述，医者莫知病情，治皆不效。至苏就叶天士诊，微露其意。叶用蛇床子煎汤洗，内服龟鹿二仙胶，四日而愈。阴蚀有用猪肝煮熟，削如梃，钻孔数十，纳阴中。良久取出，必有虫在肝孔内。另易一如梃纳之，虫尽自愈，亦良法也。

【笺正】此湿热下注，甚则有虫。叶氏此法，蛇床子汤外洗，尚是尽人所能。其内服二仙胶者，必其人真阴素虚，清气下陷，而稍挟湿热，故用药如此。若湿火偏盛，则必非龟鹿温补所宜。药岂一端，各有所当，勿谓叶老此方为专疗是证之唯一秘诀。阴蚀成疮，湿热生虫之最甚者，坐药亦是一法，然必须别以燥湿杀虫之药，煎汤薰洗之，而兼服导湿清热以利导之，庶几速效。

王孟英按：尚有阴挺一证，用飞矾六两（即煅枯明矾），桃仁一两，五味子、雄黄各五钱，铜绿四钱，共末之，炼蜜丸，每重四钱，即以方内雄黄为衣，坐入玉门。重者二次必愈。

【笺正】此亦湿热为患。闻南方闽广及北地燕齐多有之。南方则地温而土湿，北方则席地而坐，夜则火坑，皆湿与热交互为患。孟英此方，固是燥湿杀虫，导瘀涩敛，法极完善，当能有效。但病由渐起，甚者经年累月是以用药虽能合法，殊非旦夕近功，必谓两次可愈重证，似亦未免言之太易。

第五十节　女科书大略

王宇泰《女科证治准绳》序云：妇人有专治方，旧矣。《史》称扁鹊过邯郸，闻贵妇人，即为带下医，语兼长也。然带下，直妇人一病耳！调经杂证，怀子免身，患苦百出，疗治万方，一带宁遽尽之乎？世所传张长沙《杂病方论》三卷，妇人居一焉。其方用之奇验，奈弗广何。孙真人著《千金方》，特以妇人为首，

盖易基乾坤，《诗》始关雎之义。其说曰：特须教子女
学习此三卷妇人方，令其精晓，即于仓卒之秋，何忧畏
也。而精于医者，未之深许也。唐大中初，白敏中守成
都，其家有因免乳死者，访问名医，得咎殷备集验方
三百七十八首以献，是为《产宝》。宋时濮阳李师圣得
产论二十一篇，有说无方，医学教授郭稽中以方附焉。
而陈无择于《三因方》评其得失详矣，婺医杜茷又附益
之，是为《产育宝庆集》。临川陈自明良甫，以为诸书
纲领散漫而无统，节目简略而未备，医者局于简易，不
能深求遍览。有才进一方不效，辄束手者，有无方可
据，揣摩臆度者。乃采摭诸家之善，附以家传验方，编
辑成篇。凡八门，门数十余体，总三百六十余论，论
后列方，纲领节目，灿然可观，是为《大全良方》。《良
方》出而闺阁之调治，将大备矣。然其论多采《巢氏病
源》，什九归诸风冷，药偏旷热，未有条分缕析其宜否
者。近代薛己新甫，始取良方增注，其论酌寒热之中，
大抵依于养脾胃补气血，不以去病为事，可谓救时之良
医也已。第陈氏所辑，多上古专科禁方，具有源流本
末，不可没也！而薛氏一切以己意芟除变乱，使古方自
此湮没，余重惜之。故于是编附存陈氏之旧，而删其偏
驳者，然亦存十之六七而已。至薛氏之说则尽收之，取
其以养正为主，且简而易守，虽女子学习无难也。若易
水瀔水师弟，则后长沙而精于医者，一方一论，具掇

是中，乃他书所无，有挟是而过邯郸，庶无道少之患哉！其积德求子，与夫安产，藏衣、吉凶、方位，皆非医家事，故削不载云。

【笺正】肯堂此序，历叙女科专书，源委颇详，可谓是科之纪事本末。肯堂之《女科准绳》，固即本此数家而掇拾为之，未尝不罗罗清疏。薛新甫治案，专用成方，绝少裁剪，于病情曲折，往往不能精切。而授学者以因陋就简之法，最多似是实非，毫厘千里。自薛氏之书盛行，而习医乃极为易事，然粗枝大叶，何能切当。医学之疏，乃愈不可问。肯堂反喜其简而易守，盖亦堕其术中。其后有武叔卿之《济阴纲目》，亦从《准绳》撮其大要，方论尚为稳妥可学。有志于妇女专科，循此诸家而融会贯通之，亦自足以名世矣。

王孟英按：带下，妇人一病耳，未必人人病此。何以扁鹊闻贵妇人，即为带下医？缘带下本女子生而即有之事，原非病也。后人以带脉不主约束一言，遂以女人之遗浊，称为带下之证。然则扁鹊之为带下医，犹今之幼科自称痘医也。痘虽幼科之一证，而亦人人多有之事，且世俗无不责小儿者，所以人多乐为痘医耳！

【笺正】孟英解带下为妇女科之通称，言虽奇而理则确，否则白淫仅百病中之一种，而扁鹊遂以之自号，最不可解。此盖古时自有此名称，然不可以用之于今世者也。

210

第五十一节　诸方

论中所列各方，有彼此互见者，集录于此，以便检阅。其专治者不复赘。

【笺正】是书所引各方，大都熟在人口，通行医书，所在多有，本不必一一载明，徒费纸墨。然既有意搜集，亦当慎择善本，精录名人论说，确解制方真旨，庶可为后学津梁。今乃仅据汪讱庵谫陋之说，摘取一二，往往辞不达意，甚且离奇恍惚，贻误初学，殊非浅鲜。盖尧封旧本，本无此末后数页，不知何等浅陋粗疏之辈，专取《集解》一书，照方抄入，而又不识诸方真意，但就注本所有，随意掇拾几句，孰谓尧封之明，而竟空疏若此？兹姑以拙见所及，逐条订正如下，读者当可知淄渑臭味，自有差池，勿谓凡此空泛芜辞，果出尧封手笔，是亦尚论古人之所宜注意者也。

补养（门类及分量炮制，半参汪讱庵《医方集解》所录。下同）

【笺正】观此一行，可见录此方者，心目中只有汪氏《集解》一书，其陋甚矣。

第一方　六味丸（钱仲阳）　治肝肾不足，真阴亏损，精血枯竭。

地黄（砂仁酒拌九蒸九晒）八两　山萸肉（酒润）　山药各四两　茯苓（乳拌）　丹皮　泽泻各三两　蜜丸

六味地黄汤　治同上。前方煎服。

第二方　崔氏八味丸治相火不足，尺脉弱者宜之，亦治妇人转胞。

前方加肉桂、附子各一两，名桂附八味丸。

第三方　知柏八味丸治阴虚火盛，尺脉旺者宜之。

六味方加知母、黄柏各二两。

【笺正】八味肾气丸，源虽出于《金匮》，但非仲师所自制。试读《金匮》八味肾气丸主治各条。当可想见，今本《金匮·中风历节病篇》，有崔氏八味丸方一条，按《外台秘要·十八卷脚气门》引崔氏云：脚气上入，少腹不仁，即服仲景八味丸，可知此条是崔氏为仲景方推广治验而云然。后人以之附入《金匮》书中，而直曰崔氏八味丸。考之刘氏《旧唐书志·医方门》有崔氏《纂要方》十卷，注曰：崔知悌撰。欧阳氏《新唐书志》，亦载是书十卷，则注以"崔行功"三字，其为一人二人，虽不可知，然是唐人，似无可疑。王焘乃天宝时人，《外台秘要》引崔氏方至不可数，皆次于孙氏《千金》之后，则崔之时代，约略可知。自薛立斋、张景岳、赵养葵辈滥用六味地黄，而世之医者，无不视六味为滋阴补肾必需之品。须知六味之方，本于八味肾气。中古立方之旨，原为肾气不充，不能鼓舞真阳，而小便不利者设法。故以少少桂、附温养肾气；萸肉固摄肝肾；而重用地黄，峻滋阴液，即以丹皮泄导下焦湿热；茯苓、泽泻，淡渗泄水，通利小便；其用薯蓣者，实脾以堤水也。观仲景书，凡用是方，多有"小便不利"一句，则是方真谛，全从利水着想，显而易知，方名肾气，所重在乎气字，明非专以填补肾阴、肾阳之意。惟《金匮·消渴门》，饮一斗，小便亦一斗，主以此丸。似乎渴而且消，亦用是方，决非通利之意。然抑知仍是肾阳无权，不能气升于上，所以上焦反渴，乃消证中之不多有者，原与肺胃燥火之消渴，皎然不同。其所以渴者，乃因阳虚不能蒸气化液，所以不得不饮。然饮一斗而小溲亦是一斗，溲不加多，又明与下焦有火之饮一溲二大异。则小水虽未必不利，然尚不加多，故茯苓、丹、泽，不嫌渗泄，而桂、附、萸肉，温养肝肾，乃能适合，是为消渴证中别一病情，与相火烁阴之下消溲多，适得其反。非凡属消渴，皆可以是丸为必需之要药。然近世俗书，以《金匮》有此一节，遂谓八味为消渴普通主治，岂非大谬？至宋之钱氏仲阳，于肾气丸中减去桂附，止用六味，以治小儿肾虚。为之说者，辄曰小儿纯阳，不需温肾。然思方中之丹皮、苓、泻，岂填肾阴之药？寿颐则谓仲阳制此六味丸方，盖为热病后轻描淡写作用，可助真阴，可泄余热，未始不约略相合。而今世所传仲阳幼科，竟直以为补肾通套药者，盖钱氏《小儿药证直诀》一书，原是阎氏孝忠采集之本，非仲阳所手定，此必传抄者有所误会，仲阳当不颟顸至此，无奈后人不学，一见仲阳书中有补肾二字，遂谓大补滋填，竟是无出此方之右，绝不知细心体会。一思丹皮、泽、苓，究竟功用奚若？最可笑者，汪认庵《医方集解》，竟列六味于补养方中，首屈一指，俗学见之，那不宝若无价之珍。其书于六味方下，谓治肝肾不足，真阴亏损，精血枯竭等，凡七十余字，丛杂繁芜，可鄙已极。可怪录此方者，更于汪氏书中截取其肝肾不足之十二字，作为六味主治，则果是精血枯渴，而可以丹皮、泽、苓清凉渗泄，抑何谬戾至于此极？寿颐所以敢谓断非尧封手笔也。

第四方　加味肾气丸

桂附八味丸加车前、牛膝。剂内地黄四两、山药以下皆一两、茯苓三两、附子五钱制。

徐蔼辉曰：《金匮要略》用桂枝，无车前、牛膝。治妇人转胞，此名加味肾气丸，系治水肿。

【笺正】此严用和《济生方》也。为导水计，故于八味方中加以车前、牛膝，是即仲景主治小便不利之本旨。严氏本以附子为君，而减地黄，治水肿之脾肾阳衰者，以地黄太腻而减其半，亦自有理。薛立斋又改用茯苓为君。汪氏《医方集解》录之于利湿门中，名曰加味肾气丸，犹可说也。乃复于六味条下，又曰桂附八味丸加车前、牛膝，名肾气丸，而注之以《金匮》二字，一似《金匮》此方，本有车前、牛膝者，而市肆中亦以此十味者谬称之为金匮肾气丸，皆汪氏所作俑。而此条方下，原亦系以《金匮》两字，孰谓尧封而能为此耶？今特删去。

第五方　青娥不老丸（《集解》只名青娥丸未知是一是二）　治肾虚腰痛。

破故纸十两（酒蒸为末）　胡桃肉十二两（去皮，研烂）　杜仲一升（炒去丝）　生姜　炒蒜各四两蜜调为丸。

又丹溪青娥丸，只用故纸四两，杜仲四两，炒生姜二两半，胡桃肉三十个，蜜丸桐子大，每服四五十丸，盐酒下。

【笺正】青娥丸出《和剂局方》。专入肾家，温润固涩，颇有意味。腰痛多是肾虚，经谓腰者肾之府，转摇不能，肾将惫矣。此方温养滋填，且能封固，洵有奇功。但是服食之法，必久久不懈，方能有效。颐按：此方本于和剂，原名青娥丸，尽人所知。而此条方下注云，《集解》只名青娥丸，未知是一是二。更可知录方之人，只知有汪氏《集解》一部，益信集方非沈氏原书所有。又按：《和剂》原方只是补骨脂、杜仲、核桃肉三物，另有青盐少许，引入肾家，并无生姜、炒蒜。不知汪切庵从何处得来，且方下"蜜调为丸"四字，更为汪本所无，尤属蛇足。又按：核桃肉功能补肾，其妙专在于皮之涩，方是固护肝肾真阴要药。若去其皮，则反为滑泄肠胃。《局方》原文，注明连皮核桃肉。惟汪氏《集解》本则于郑相国方下，反云去皮，真庸陋之极。

第六方　黑锡丹　治阴阳不升降，上盛下虚，头目眩晕。

黑铅二两　硫黄二两

将铅熔化，渐入硫黄，候结成片，倾地上，出火毒，研至无声为度。

【笺正】是方治肾气不摄，群阴用事，寒水上凌，几欲汩没微阳者。其证则水泛为痰，阴霾逆涌，喘促气急，坐卧不安。故以黑铅之重，合硫黄纯阳之精，直入肾家，收摄涣散之元阳，引归其宅。乃虚寒喘逆必需要药，下咽即安，可谓神丹无上。但单用二味，犹嫌其犷悍不驯，不如《局方》为佳。而许叔微《本事方》不用阳起石，尤为淳粹。然是方主治，专用阴气上凌、阳虚欲脱而设。《局方》谓之升降阴阳，已是大有语病。奈何汪切庵之《集解》，又易之以治阴阳不升降六字，试问是阴是阳，为升为降，究作何解？且又谓上盛下虚，头目眩晕，则一似可治肝胆火升，阳浮于上者。恰与此证之阴寒上逆为病，一阴一阳，适得其反，不学粗疏之辈，妄事抄胥，贻误非浅。

增附许叔微《本事方》黑锡丸　治真元亏惫，阳气不固，阴气逆冲，冷气刺痛，腰背沉重，男子精冷滑泄，妇人白带清冷，及阴证阴毒，四肢厥冷，不省人事。急吞百丸，即便回阳，大能升降阴阳，坠痰定喘。

沉香　附子（炮）　葫芦巴（酒浸炒）　补骨脂　舶上茴香　肉豆蔻　金铃子（酒蒸去皮核）　木香各一两　肉桂半两　黑锡（熔去渣）　硫黄各二两

上用黑锡入铁銚内熔化，入硫黄如常法制，结成砂子，地上出火毒，研极细，余药并细末，和匀再研，黑色光亮为度，酒曲和丸梧子大，阴干，藏铅罐内。每服四五十丸，空心盐汤或枣汤姜汤任下。妇人艾汤下。急证可投百丸。局方有阳起石一两。

【笺正】此方喻嘉言极推重之。用之得当，确有奇功。但土产硫黄，质颇不纯，宜舶来品为佳。惟嫌其性太和缓，当倍用之。舶茴香即所谓大茴香，亦名八角茴香。寿颐曾见有服此一味单方，研末冲酒，而七窍大衄以死者。盖茴香多伪，伪者甚毒。宜以小茴香易之，而倍其分量可也。

第七方　参苓白术散　治脾胃虚弱，饮食不消，或吐或泻。

人参　白术（土炒）　茯苓　甘草（炙）　山药（炒）　扁豆（炒）　薏仁（炒）　莲子肉（去心炒）　陈皮　砂仁　桔梗

为末，每三钱，枣汤或米饮调服。

【笺正】此亦出《和剂局方》。乃平补脾胃之主药，不偏温燥，最为驯良。凡能食而不易消化，及饥不思食，或纳谷无味者宜之。

第八方 八珍汤 治心肺虚损,气血两虚。心主血,肺主气,四君补气,四物补血。

人参 白术(土炒) 茯苓 甘草 当归(酒洗) 生地 芍药 芎劳

【笺正】四君、四物,合为八珍。按之药理功能,可谓四君气药,能助脾胃之阳;四物血药,能养脾胃之阴。一属于气,一属于血,只可专主脾胃讲,决不能泛泛然谓四君补气,四物补血。汪切庵但认得一个"气"字,即曰肺主气,而遂谓四君即是补肺补气药。又居然认得一个"血"字,即曰心主血,而遂谓四物即是补心补血药。其《医方集解》之八珍汤下,竟曰治心肺虚损,气血两虚。又注之曰:心主血,肺主气云云。于是八珍汤之专补心肺,乃为确切不移。究竟此八物之实在功用奚若?其他方书,言之已详。分而审之,宜悟物理之真;合而参之,当识调剂之妙。切庵盲鼓,安可与语。

第九方 十全大补汤 八珍加黄芪,助阳固表;加肉桂,引火归元。《金匮》虚者十补勿泻是也。

【笺正】八珍以外,加之芪、桂。盖为脾肾阳衰者设法。东垣制此,即从保元汤意得来。本是温养之意,惟中气虚寒及阳虚于下者宜之。诸书有谓为升阳滋阴,已是大谬。而汪切庵且能谓肉桂是引火归元,几欲以治虚阳上浮之证,断不可从。其所引《金匮》一句,汪本作《金匮》曰虚者十补勿一泻之，此汤是也。虽不可为是方作确解，然以文义言之，犹为说得过去，乃此本又勉强节去四字，则弄得半通不通，更是可笑。

第十方　补中益气汤（东垣）　治一切清阳下陷，中气不足之证。

黄芪（蜜炙）一钱五分　人参　甘草（炙）各一钱　白术（土炒）五分　陈皮钱半　当归五分　升麻　柴胡各三分　姜三片　枣二枚煎。

【笺正】此惟脾胃气虚，清气陷于阴中，而肢体无力，面目萎黄，饮食无味，脉弱不起者为宜，所谓阳虚下陷者是矣。若阴虚于下，根本不坚者，得此害如鸩毒。昔贤谓脾胃之虚，利于升举，若肝肾之虚，必不可升。学者当须识得清楚。

第十一方　归脾汤（《济生》）　治心脾受伤，不能摄血，致血妄行，及妇人带下。

人参　白术（土炒）　茯神　枣仁（炒）　龙眼肉各二钱　黄芪一钱五分（炙）　当归（酒洗）远志各一钱　木香　甘草（炙）各五分　加姜枣煎。

【笺正】归脾汤方，确为补益血液专剂，其不曰补血而曰归脾者，原以脾胃受五味之精，中焦化赤，即是生血之源，但得精气归脾，斯血之得益，所不待言。制方之旨，所见诚高。若以俗手为之，则必以养血、补血命名矣。药以参、术、归、芪为主，而佐之木香、远

志，欲其流动活泼，且不多用滋腻呆滞之品，尤其卓
识。至景岳加以熟地，未尝不见到此方为血家主剂。苟
其人胃纳犹佳，本亦无碍。陈氏修园，过于丑诋，不无
已甚。但既加熟地，则专就血字着想，未免稍落呆相。
是景岳所见，确逊严氏一筹。若夫方下主治，旧本谓治
忧思伤脾，血虚发热，食少体倦，或脾虚不能摄血，致
妄行吐下，或健忘怔忡，惊悸少寐云云，措词甚为明
析。至汪氏《医方集解》删节原文，已不妥惬。惟“脾
虚不能摄血，致血妄行”两句，犹然照录。而此本乃改
作心脾受伤，必非尧封手笔，可无疑义。但汪氏《集
解》，不录此方于补养门中，而列之于理血一类，一似
立方之旨，专为失血者主治，岂不将古人活泼之方，作
为统治失血。且汪氏又于方下加入“妇人经带”四字，
乃诸本所未有者。在切庵意中，固谓经带诸症，无一非
血分之病，抑知虚实寒热，始传末传，随在变迁，治无
一定，宁有指一板方，可以作为通治之理？不意此本竟
改作妇人带下，且真认为统治一般寒热虚实之带下病，
尤其混沌无窍。须知古人制一方剂，无不各有命意，所
述主治病状，必有其真。而后人采录，未免随意点窜，
多所删改，乃致幻中有幻，匪夷所思。即如此方主治，
三番点染，竟可变作通治带下诸病。初学读此，那不堕
入五里雾中，此岂严氏制方之时所能逆睹者。

　　第十二方　四物汤　治一切血虚，及妇人经病。

当归（酒洗）　生地黄　芍药（炒）各二钱　芎䓖
（一钱，五分）

【笺正】四物出于《和剂局方》，实从《金匮》胶艾
汤得来。即以原方去阿胶、艾叶、甘草三味，以地黄养
阴，而以芍药收摄耗散之气，是为补血正义。特微嫌其
偏于阴分，无阳和之气以燠煦之，则滞而不行，不能流
动，乃以当归之辛温润泽者，吹嘘而助其运行，又以川
芎升举之，使不专于下趋，而后心脾肝肾，交得其益。
四物之所以专为补血者，其旨如是。若夫临证之时，随
宜进退。病偏于阳者，宜减归、芎；病偏于阴者，宜减
地、芍。本非教人拘守此四物，一成不变。汪本之一切
血虚妇人经病两句，终是浑漠无垠，不可为训。

第十三方　奇效四物汤　治失血内崩

当归（酒洗）　熟地黄　芍药（炒）　川芎　阿
胶　艾叶　黄芩（炒）各一钱

【笺正】失血成崩，虚热寒热，病非一致，本无一
方统治之理。奇效四物，本于《准绳》。胶、地补血，
芍药摄阴，并用归、芎升举陷下，而以艾叶调气滞，黄
芩理血热。本为偏于阳盛者立法，则归、芎、艾叶宜
轻，而腻补之胶、地，必当随其虚实而量为增损。原方
七物并用一钱，已属非法，然原方下明言治肝经虚热，
血沸腾而久不止，药理性情，尚为近似。奈何此本竟以
"失血内崩"四字，囫囵言之，尚复有何理法，且内崩

之名，出于杜撰，尤其可笑。

严郁斌曰：《金匮》胶艾汤，是治气血两虚，流行不利，经水淋漓之症。故用胶、地育阴，芎、归温运，而以芍药收摄之，恐其真阴之气涣散也。艾叶一味，意在燠煦阳和，助其流动。苟非阳虚，而月事淋漓滴沥者，当不可以一概乱投。乃《准绳》此方，即以胶艾汤全方加入黄芩一味，遂将《金匮》原文"经水淋沥"四字，改作"肝经虚热，血沸腾不止"，其意以为崩漏淋沥，多属下元相火太盛，疏泄无度，故宜苦寒。独不思芎、归、艾叶，走窜温辛，利弊奚若？而此本又以"失血内崩"四字，作为笼统总括语气，尤其牛头不对马嘴。通行医书，本多此等弊病。是以初学入手，极难清析。山师谓此册集方，必非尧封手笔，盖此等颠顸语气，大与前卷不类，其为无知妄作何疑。凡读医书，皆不可不具此眼力。（丁卯冬月受业金华严郁斌附识。）

第十四方　芎归汤　治产后血虚头痛，胎动下血，服此即安。子死腹中，服此即下，催生神效。亦名当归汤。若腹痛，加桂；若腹痛自汗、头眩、少气，加羊肉。

当归三钱　川芎二钱

上为末，名佛手散。又名一奇散，又名君臣散。

【笺正】归、芎二物，有阳无阴，有走无守。归则气味皆浓，芎则疏泄力迅，惟气血交滞，不利遄行者，可暂用之，以助运动，故可以试胎。（古书谓经阻三月，

莫测是妊是病者，以芎归汤试之，是胎则服汤能动；非
胎则不动，则此二味流动之力，何等迅疾。寿颐谓胎本
安也，而无端扰动之，弊亦不小，如体质柔脆者，且恐
有堕落之虞。究竟是胎是病，必有见证堪凭，何必冒险
妄探，或以贻祸。此盖浅者为之，高明之士，必无取乎
此。）可以止痛，（脘痛腹痛之气滞血凝者，轻证用此亦
效，而重者则非二物能尽其妙）可展产门。（此非开交
骨之谓，但流动气血，使之宽展者，互详后条笺正）可
下胞衣，可催生胎，可下死胎，力量何若？而是方之
下，竟谓专治产后血虚头痛，则血既虚矣，孤阳上僭而
为头痛，又何可以升举之归、芎助其激越？此抱薪救
火之谬见，若谓似此语句，果出尧封手笔，岂非极大
冤枉。

　　附记：寿颐按：近日上海新编王孟英《潜斋医书》
十四种本，于此条方首芎归汤名之下，有双行小字云：
一作归芎汤，未知是一是二，须考。凡十三字。又于末
行君臣散句下，亦有双行小字云：又有神妙佛手散，未
考。凡九字，此等语气，竟是毫无医药知识者所为。

　　第十五方　加味芎归汤　治分娩交骨不开，或五七
日不下，垂死者。

　　川芎、当归各一两，自死龟板一具，炙酥，生过男
女妇人头发一握，烧存性，每月一两，水煎服，良久
自下。

【笺正】此治初胎产门不易展布之良法。归、芎本有开泄之力，而以炙酥龟板之下行者助之。又合以血余炭之攻破，故其效颇捷。

交骨不开一说，自宋金以后，言妇科者，莫不谓然，唯据西国学者剖解所得，则前阴横骨，实无可开可合之事。唯后阴尾闾骨之尖锐处，中年产育之时，自能宽展向后，以舒产门。寿颐乍见新说，初亦以为可疑，然试读隋唐以上医书，则本无开交骨之说，《千金》《外台》亦无开骨散之方名，始知乃后人理想之空谈。

第十六方　当归芍药散（《金匮》）治怀妊腹中疗痛。

当归三两　芍药一斤　茯苓四两　白术四两　泽泻半斤　芎劳三两

上六味为散，取方寸匕，酒和，日三服。

【笺正】此脾土卑监，不能制水，而阴气上乘，水邪泛溢为病。腹中疗痛者，脾阳不摄，阳和不运也，故以白术培土，而独重芍药，所以收摄涣散之阴气，当归温运阳和，川芎宣展气滞，茯苓、泽泻通泄水道。盖土不提水，必有小水不利见证，此方始为适合，非可为妊娠腹痛空泛套方。赵注《金匮》谓芍药独多，所以泻肝，尚是隔膜。

第十七方　胶艾汤（《金匮》）　治妇人冲任虚损，经水淋沥，及血虚下痢，并妊娠腹痛为胞阻。

当归　艾叶各三两　芍药四两　干地黄六两　芎
䓖　阿胶　甘草各二两

上七味，以水五升，清酒三升合煮，取三升，去
渣，纳胶令消尽，温服一升，日三次。

【笺正】此血少而阳气亦衰，不能流利运行，致为
经事淋漓不断，或为妊娠下血及腹痛等证。故以是方补
血温养，固摄下焦，非能治血热妄行之淋沥。考诸书转
载《金匮》此方，皆未尝有“血虚下痢”四字。盖今人
以滞下腹痛，谓为下痢。定名本已不正，痢即滑利，泄
利之后出字。隋唐以前，无此乖谬。凡是滞下腹痛，而
可投温补者，百不得一，况其为滞下有血者乎？为此说
者，其意以为下痢本有腹痛，如其血痢而本属血虚，似
乎方中各药，未始不合。岂知腹痛肠澼见血，而已为血
虚之证，则脾不统血，血不自摄，其胃之容纳，脾之消
化，必已两惫。地黄、阿胶厚腻异常，岂可概用，此
“血虚下痢”四字，尚非汪切庵本所固有者，而乃无端
羼入，谁谓沈氏尧封之旧本，应当有此耶？肠澼之澼，
读为襞积之襞，自有积聚之义。古本当不从水旁。今本
《素问》，虽多作肠澼，而王启玄注本，尚存一无水旁
之肠辟字样。若近时袁氏、肖氏两刻东瀛旧抄《太素》，
则皆作肠辟，无一从水者。此古本书之大可宝贵处，然
后知《集韵》澼字注作肠间水者，即依肠澼而附会之，
非古义也。

第十八方　黄连阿胶汤（仲景）　治伤寒少阴病，得之二三日以上，心烦不得卧。

黄连四两　黄芩一两　芍药二两　阿胶三两　鸡子黄二枚（生用）

徐蔼辉曰：此阴气为阳热所灼也，用此以收摄其欲亡之微阴，故沈谓子烦阴虚火甚者宜服之。

【笺正】此心血既虚，而浮阳不藏，因烦热而卧寐不安。仲景此条之少阴病，似以手少阴心立诊，非足阴肾之虚火，故以阿胶养心液，鸡子黄宁心神，而芩、连泻其实热，芍药收摄阴气。然肾阴虚而相火扰之，亦足以使其心烦不卧。则此固两少阴虚热之主方，阿胶、鸡子黄，益阴即所以制阳光。尧封谓子烦为阴虚火甚者，亦未始非两少阴同有之病也。

祛寒

第一方　大建中汤（《金匮》）　治心胸中大寒痛，呕不能食，腹中寒气上冲皮起，出见有头足上下，痛而不可近者。

徐蔼辉曰：心为阳，寒为阴，寒乘于心，阴阳相激，故痛。寒乘于脾，脾冷不消水谷，心脾为子母之藏，为邪所乘，故痛而呕，复不能饮食也。

蜀椒二合　干姜四两　人参二两

煎去渣，入饴糖一升，微煎温服。

徐蔼辉曰：阳受气于胸中，阳虚则阴邪得以中之。

阴寒之气，逆而上冲，横格于中焦，故见高起痛呕不可触近之证。蜀椒辛热，入肺散寒，入脾暖胃，入肾门补火；干姜辛热，通心助阳，逐冷散逆；人参甘温，大补脾肺之气；饴糖甘能补土，缓可和中，所以大祛下焦之阴而复上焦之阳也。

【笺正】此中气大虚，而寒邪泛滥为病，阴霾之气，上乘清空，汨没微阳，几于灭绝。此非大辛大热之椒、姜，何以折服群阴而复离照。然非得人参之大力者，扶持正气，亦恐小人道长，君子道消，不易立极奠鳌，阳光复辟，故三物鼎峙，颠扑不挠。而更以饴糖甘温，缓彼大辛之燥烈，此建立中州阳气之大有力者，固非彼桂枝、芍药等小小建设者，所可同日语矣。大建中汤专治气营两虚，中阳无权，而阴霾乘之，痼阴沍寒，凝结作痛。《金匮》所谓心胸中云云者，原指膻中部位而言，不必泥定心脏为病。痛不能食，甚则为呕，原是脾胃之疴。椒、姜、参、饴，胥是脾胃之药，其腹皮隆起，见有头足上下者，特以群阴闭塞，气血之流行不利使然，非实有癖积留着可比。故用参、饴甘补，止须痼阴一解，自然离照当空。此因病立方之大旨，别无奇义可言。蔼辉拘泥心阳，已嫌呆相。而人参甘温一语，堕入明人恶习，更非通人之论，仅以此方中人参而言，谓之为温，洵无不可，试以人参白虎一方，末相诘责，窃恐蔼辉先生，当必无辞以对。凡论病理药理，必须放开眼界，观其会通，方有真解，若仅仅以一事一节言之，勉强附会，只见其穿凿而已。

第二方　小建中汤（仲景）治伤寒阳脉涩，阴脉弦，腹中急痛。伤寒二三日，心悸而烦。通治虚劳悸衄，里急腹痛，梦遗失精。

徐蔼辉曰：三阴下痢而腹痛者，里寒也，宜温也，四逆汤、附子理中汤；肠鸣泄泻而痛者，里虚有寒也，宜小建中温中散寒。悸者，阳气虚也；烦者，阴血虚也。与此汤先建其里，倍芍药者，酸以敛阴，阴收则阳归附矣。喻嘉言曰：虚劳病至于亡血失精，精血枯槁，难为力美。急宜建其中藏，使饮食进而阴血旺。故但用稼禾作甘之味，生其精血，而酸辛咸苦，绝所不用，舍是无良法也。

桂枝　生姜各三两　甘草二两（炙）　大枣十二枚　芍药六两　入饴糖一升，微火消解服。

此即桂枝加芍药汤，但桂有厚薄耳。其不名桂枝加芍药，而名建中，以饴糖为君也。今人用建中者，不用饴糖，失仲景遗意矣。不去姜、桂，所以散邪。吴鹤皋曰：桂枝当是桂，桂枝味薄，用以解表；桂味厚，用以建里。

【笺正】仲景此方，为中阳虚馁，阴气散漫无制而设。阳脉涩，则阳纲不振可知；阴脉弦，则群阴用事，将有汩没阳光之虑。古人以弦为阴脉者，其旨如此，故腹中急痛，此脉与肝胆阳强、弦而有力之证情不同。惟其阴盛，故腹中急痛。方即桂枝汤而倍芍药，则阴药为主，能引桂枝入阴，故一变其御外寒和荣卫之作用，而以建立中州之阳气。且芍药能收摄散漫之阴气，则桂枝既能温中，而又得芍药以收拾真阴，故治腹痛。况又有甘、枣、饴糖，甘温以和缓之乎！其又治心悸而烦者，即烦非热烦，悸为挟有水气，是中阳虚而肾水上冲，故心悸而烦。仲景书中，凡言悸者，多挟寒水之邪，皆以桂伐肾水。如发汗过多，其人又手自冒心，心下悸，欲得按者，桂枝甘草汤主之。发汗后，其人脐下悸者，欲作奔豚，茯苓桂枝甘草大枣汤主之。以及欲作奔豚，气从少腹上冲心者，与桂枝加桂汤。皆以桂枝治悸，其义可知。则小建中之治心悸，可以类推。其虚劳而悸者，亦中气虚寒，水邪上泛也。盖古之虚劳，多属虚寒，乃阳虚之证。与今之虚劳，皆是阴虚火炎者，绝端对峙。故兼有里急腹痛，其为中阳无权不可知，则衄亦虚寒而阴不能守所致。其淫梦失精，皆属阳虚，皆与今人相火不藏之虚劳相反。若阴虚阳越，为衄为遗，则涵敛养阴，摄纳浮火，犹虞不及，何可再以桂枝辛温扰动之。此临证时所当辨别病情。喻嘉言论虚劳亡血失精，仅谓甘能生血，尚是囫囵吞枣。

　　第三方　黄芪建中汤（《金匮》）　治虚劳诸不足。

　　即前方加黄芪一两半。黄芪易当归，名当归建中汤，治产后虚羸不足。若崩伤不止，加地黄、阿胶。

《准绳》云：血不足而用芪，芪味甘，大能生血，此仲景之妙法。盖稼穑作甘，甘能补胃，胃为气血之海，气血所从生也，即补血汤黄芪五倍于当归之义。

【笺正】此治虚劳，皆虚寒也。若今人虚火而妄用之，即是抱薪救火。当归建中治产后虚羸者亦烈。而今之产后，又多阴虚阳亢，尤非所宜。

第四方　理中汤（仲景）治伤寒太阴病，自利不渴，寒多而呕，腹痛粪溏，脉沉无力，或厥冷拘急，或结胸吐蚘，及感寒霍乱。

白术（陈壁土炒）二两　人参三两　干姜（炮）　甘草各一两（炙）

每服四钱。本方等分，蜜丸，名理中丸。

第五方　附子理中汤　治中寒，腹痛身痛，四肢拘急。

即前方三两，加附子一枚。

第六方　补中汤　治泄泻，泻不已者加附子。

理中汤加陈皮、茯苓。改加青皮、陈皮名治中汤。治太阴伤寒，腹满痞闷，兼食积者。

【笺正】此三方皆中气虚寒之正鹄。其理中一方，可治中寒之吐泻轻证，而近年多直中三阴之真寒霍乱，非大剂四逆汤，不能挽回什一，则必非古法所能疗，亦读古书者所不可不知。王孟英、陆九芝两家，在同治初元，治霍乱时疫，皆言是热霍乱。九芝且谓属热者十之九，属寒者十之一。然寿颐三十年来所见是证，几无一不属于真寒者，此可知时运迁移，仅三十余年，而病情实已大异。若近今之霍乱，岂孟英论中之蚕矢汤、驾轻汤等数方可能胜任耶？东垣别有补中汤，乃升麻、柴胡、当归、苍术、麦芽、泽泻、黄芪、甘草、五味子、神曲、红花，与此大异。

第七方　四逆汤（仲景）治三阴伤寒，身痛腹痛，下利清谷，恶寒不渴，四肢厥冷，或反不恶寒，面赤烦躁，里寒外热，或干呕，或咽痛，脉沉微细欲绝。

附子一枚（生用）　干姜一两半　甘草二两（炙）　冷服。面赤者，格于上也，加葱九茎以通阳；腹痛者，真阴不足也，加芍药二两以敛阴；咽痛者，阴气上结也，加桔梗一两，以利咽止痛；脉不出加人参二两，以助阳补气血；呕吐加生姜二两，以散逆气。（上皆通脉四逆汤加减之法。）

【笺正】此三阴真寒，腹痛下痢，四肢厥冷之主方。附子生用，欲其力大而专，故不炮制以缚贲育之手足。其用甘草者，本以调和其燥烈之气。若其阴霾甚盛，汩没微阳者，即宜独任姜、附，而除甘缓，庶可直捣中坚。且呕吐者，甘药尤为大禁，更不可用。方下注以"冷服"二字，本非仲景所固有，其所以加此二字者，盖为上有假热者立法，如下利足冷，而反有咽痛齿痛，面热颧红诸证者是。则热药冷服，确是一法。若无假热，即当温服。其面赤者，是为戴阳，乃阴阳之气，格拒不入，故又称格阳。加葱茎之辛散者，以通达气机，则姜、附之善守者，亦藉其气而周流不滞。腹痛是阴气散漫，故加芍药以涵敛之，此为脏阴之耗散，故以阴药同类相求，恢复真气，非以芍药治中下之寒。若谓腹痛是阴寒之邪，则何得反投阴药，可以止痛？此药理精微之最易误会者，不可不察。咽痛亦是格阳于上，阴阳二气，不相融洽。桔梗苦泄宣通，藉以调和阴阳杆格，乃开泄腑脏之格拒，以沟通阴阳于里者，正与葱茎疏达脉络之格拒，以沟通阴阳于表者，各尽其妙。故面赤咽痛，同是格阳，而一表一里，病情不同，则引导之药，亦复大异。古人选药，如是其至情至当，实非后人所易探索。而说者仅谓桔梗利咽止痛，尚觉囫囵吞枣，未知真味。若如洁古张氏，竟因仲景甘桔治咽，而谓桔梗是升浮之药，且曰比如舟楫，载药上浮，诸药中有此一物，则药力即专治其上，不能下沉云云。试以通脉四逆加桔梗之理思之，咽痛已是格阳在上，若果桔梗能载姜、附上浮，岂不助桀为虐？《本经》具在，奚有此说？洁古之言，宁非大误？利止而脉仍不出，是大泄之后，阴液耗竭，腑脏干枯，故脉络空虚，不能自起，此非人参之大力能补五脏真阴者，不能充血液而复脉，非以其阳犹未回，而以人参作回阳计，且方中本以姜、附为主，已是回阳上将，古方精义，其旨可寻。而此条方后，竟曰加参补阳，是蹬明代之陋，最为可鄙。陈修园谓仲景诸方，凡用人参，皆在汗既下之后，惟其阴液已伤，故用参以滋津液，参是阴药，并非阳药云云，是深得古人真旨者。奈何自明以来，群谓人参能回阳气于无何有之乡，果尔，则古人四逆正方，何以反无人参耶？呕吐是寒气上逆，四逆汤之姜、附，能守不能走，温中有余，降逆不足。生姜主治寒中，而降逆上之气，自与干姜不同。方下谓生姜散逆气，语出汪讱庵《医方集解》，义不可通。仲景治呕，无不加此一味，然惟寒邪为患，及挟寒饮者宜之。若寻常之呕吐，则亦多胃热气涌之证，不可不审。

第八方　真武汤（仲景）　治少阴伤寒腹痛，小便不利，四肢沉重疼痛，自下利者，此为有水气，或咳或呕，或小便不利，及太阳病发汗，汗出不解，仍发热，心悸头眩，筋惕肉瞤，振振欲擗地。气寒恶寒，此亦肾中阳虚，见证仍属少阴。此方本名玄武，盖取固肾之义。

附子一枚（炮）　白术二两（炒）　茯苓　芍药　生姜各三两

水寒相搏，咳者加五味子、细辛、干姜；小便利去茯苓；不利去芍药，加干姜；呕去附子，加生姜一倍。

【笺正】玄武乃水神之名。少阴病而腹痛下利，小便不利，四肢沉重疼痛，是寒水不安其位，泛溢上凌，此非得水家神将，坐镇北方，何以砥柱中流，奠安巨浪。附子辛温刚烈，直入肾脏，固护元阳，即以白术实脾隄水，而又重任芍药，作阴分之响导，以收摄其散漫之阴气。乃佐以茯苓，渗泄下趋，导之去路，则水归其壑，而肾阳复辟，锡玄圭以告厥成功。太阳病发汗过多，伤其心液，引动肾中寒水，泛滥上僭，水气凌心，故为心悸；阴居阳位，故为头眩；群阴用事，心阳无依，故为筋惕肉瞤，振动不息，此其病状。与上条各各不同，而其为寒水之邪则一，故亦主以是方。于此可知治病之法，但当于病理中求其真诠，则披大郤，导大窾，无不迎刃而解。

第九方　附子汤（仲景）　治少阴病，身躯痛，手足寒，骨节痛，脉沉者，及少阴病得之二三日，口中和，背恶寒者。

前方去生姜，加人参二两。

【笺正】此证又皆少阴寒水之邪，故治法仍与真武汤方无甚出入。

第十方　乌梅丸（仲景）　治伤寒厥阴证，寒厥吐蛕。伤寒藏厥者死，藏厥脉微而厥，至七八日，肤冷发躁，无暂安时也。蛕厥者，蛕上入膈则烦，须臾复止，得食则呕而又烦，蛕闻食臭复出也，此为脏寒。当与此丸温脏安蛕。

亦治胃府发咳，咳而呕，呕甚则长虫出，亦主久利。

乌梅三百个　细辛　桂枝　人参　附子（炮）　黄柏各六两　黄连一升　干姜十两　川椒（去汗）　当归各四两

苦酒浸乌梅一宿，去核，蒸熟和药，蜜丸。

【笺正】厥阴为三阴之尽，本是阴分，自多寒证。然阴之尽，即阳之初，阴阳递嬗之交，生生不息之机寓焉。且风木之藏，涵有相火，故厥阴之动，最多热证。乌梅丸专治厥阴寒厥，自必以姜、辛、桂、附、川椒等味，辛温刚燥为主，而即佐之以连、柏苦寒，互用温凉，最是别开生面。此中机栝，大可寻思。且也将军之官，性情刚暴，易发难驯。若专投辛燥之药，恐助横决，则更以乌梅、苦酒之酸收者驭之，一剂之中，刚柔寒热，参错其间。凡治厥阴肝病，均可以此意化而裁之，量为增损，无余蕴矣。方中大辛大苦，无一非杀虫利器，而古人必谓之安蚘，盖皆误认蚘虫是吾身必有之物，似乎不当聚而歼之者。究竟此非脏府中之所应有，何有不可歼灭之理！此方治蚘，本以杀虫，其亦能治呕甚及久利者。呕固厥阴之气上逆，久利亦厥阴之疏泄无度，辛温摄纳，而苦以坚之，中枢有权，庶不上泛下泄，此为胃寒之呕，脾寒之利而言，非谓凡是呕咳，以及久利，皆可守此成方，是在临证时消息而量度之。

祛风

第一方　小续命汤（千金）　治中风不省人事，神气溃乱，半身不遂，筋急拘挛，口眼㖞斜，语言蹇涩，风湿腰痛，痰火并多，六经中风，及刚柔二痉。亦治产后中风。

麻黄（去节）　杏仁（去皮尖，炒研）　桂枝　白芍（酒炒）　甘草（炙）　人参　川芎　黄芩　防己各一两　防风两半　附子半两（炮去皮脐）

每服三钱，或四五钱，加姜枣煎，温服取微汗。（参《丹溪心法》）

【笺正】中风一证，自《金匮》以后，无不以外风立论，且无不以为肃杀之寒风。故《千金》《外台》两书，续命汤方，多以百计，无一不麻、桂、羌、防、姜、辛、乌、附者。然既用大辛大温为主，而又多合以清凉之药，甚至犀、羚、石膏，恒与桂、附、乌、雄，杂然并列。自金元以来，说到西北有真寒，东南多湿热痰一层，乃有真中类中之分，始稍稍判一界限。然所言治法，仍惟以续命等方，推为前列。直至近今西学家有血冲脑经之说，而始知《素问》所谓血菀于上，使人薄厥。又谓血之与气，并走于上，则为大厥诸条，早已露其端倪。而张伯龙《雪雅堂医案》，惟以潜降镇摄为治者，始有捷效。则病本内因，且是风火，而自古迄今，恒以外风外寒立论者，宁非大谬？寿颐已辑成《中风斠诠》一编，备论原委。有如是方之下，所述诸证溃乱不省，半身不遂，筋急拘挛，㖞斜蹇涩，又无一非气血冲脑，扰犯神经，失其知觉运动之病，而谓疏表温中，可以得效，其何敢信。且药则麻、防、附、桂，而曰可治痰火并多，更不知为此说者，持何理由？岂以方中自有芩、芍，遂可不问桂、附？所以景岳已谓水火冰炭，道本不同，纵有神功，必不心服，尚觉稍分泾渭。若夫古今各家，皆谓此方通治六经中风云云。抑知三因百病，固不能跳出六经范围，而惟此则病在脑经，却不可拘于六经恒例。易老逐经加减，冀求弋获，实是无此病情。至若刚柔二痉，亦皆激动脑经为病，必不能强以太阳之经，妄为比附麻、桂、葛根之法，万万不能适用。而在产后得之，则阴虚阳越，又即《素问》之所谓上实下虚，为厥巅疾者，亦岂麻、附、防风之所堪妄试者耶？

　　第二方　独活汤（丹溪）　治风虚瘇疭，昏溃不觉，或为寒热。

　　独活　羌活　防风　细辛　桂心　白薇　当归　川芎　半夏　人参　茯神　远志　菖蒲　各五钱　甘草二钱半（炙）

　　每服一两，加姜、枣煎。

　　【笺正】此亦古人误会之成方，苟非真有寒风，此法皆不可妄试。然方下却谓风虚云云，则又因虚而风动者，是即阴虚于下，而阳越生风，似此温燥辛升，何一非虚家鸩毒。

第三方　愈风散（华佗）　治产后中风，口噤，角弓反张，亦治血晕不省人事，四肢强直。（方见产后角弓类，名如圣散。）

【笺正】荆芥治风，固亦为外风而设、惟既炒成炭，力量甚薄，已非专阃之材，可以用之于产后者，不过黑炭稍有逐瘀之功用，故可以治血晕。诸书盛称神奇，尽是謷言，何可轻信。考此方不见于《千金》《外台》，而各本或名之为华佗愈风散者，盖亦侈言其效，非谓出于华氏手制，据濒湖《纲目》则始见于姚僧垣之《集验方》。姚为梁武帝时人，后入周，北周书有传，诸书录此方，皆称愈风散。而此本竟以华佗两字注于方下，则果认作元化所制之方，尤其陋之甚矣。

化痰

第一方　二陈汤（《局方》）　治一切痰饮为病，咳嗽胀满，呕吐恶心，头眩心悸。

半夏姜制（二钱）　陈皮（去白）　茯苓各一钱　甘草五分　加姜煎。

半夏、陈皮贵其陈久，则无燥散之患，故名二陈。

【笺正】此为治痰通用之成方。二陈化痰，人尽知之。茯苓本为疏涤痰饮之主药，唯市肆中物，皆培植而生，故鲜实效。加生姜者，亦涤饮也。惟甘草甜腻，痰饮所忌，助满作恶，不可用耳。"燥散"二字，汪氏《集解》本作如此，不知讱庵意中，当作何解？

　　第二方　半夏茯苓汤（《千金》）　治妊娠恶阻，烦闷吐逆，恶食，头眩体重，恶寒汗出等证。

　　半夏　生姜各三十铢　干地黄　茯苓各十八铢　橘皮　旋覆花　细辛　人参　芍药　芎𬴐　桔梗　甘草各十二铢，车氏只用八味，去细辛、川芎、桔梗之升提，芍药之酸敛，尤为尽善。

　　上十二味㕮咀，以水一斗，煎取三升，分三服，若病阻积月日，不得治，及服药冷热失候，病变客热烦渴，口生疮者，去橘皮、细辛、加前胡、知母各十二铢；若变冷下利者，去地黄、入桂心十二铢；若食少，胃中虚，生热，大便闭塞，小便赤少者，宜加大黄十八铢，去地黄、加黄芩六铢，余依方便服一剂，得下后消息，看气力冷热增损，方更服一剂汤，便急使茯苓丸，令能食使强健也。忌生冷醋滑油腻。（乐山按：方论见恶阻门此方后笺正。）

　　第三方　茯苓圆（《千金》）

　　茯苓　人参　桂心（熬）　干姜　半夏　橘皮各一两　白术　葛根　甘草　枳实各二两

　　上十味，蜜丸梧子大，饮服二十丸，渐至三十丸，日三次，《肘后》不用干姜、半夏、橘皮、白术、葛根，只用五物。又云：妊娠忌桂，故熬。

　　【笺正】古人多寒证，故方中有姜、桂，非今人所宜。葛根升举胃气，亦与呕家相反。善学古者，必不可囫囵吞枣。

第四方　又方　治孕妇呕吐不止，恶心少食，服此止呕清痰。此在《景岳全书》名竹茹汤。

青竹茹　橘皮各十八铢　茯苓　生姜各一两　半夏二十铢

上五味，水六升，煮取二升半，分三服。

【笺正】此乃热痰互阻，泛溢呕哕之专剂。方见《景岳·古方·妇人门》，而分量不同。

第五方橘皮汤（《千金》）治妊娠呕不下食。

竹茹　橘皮　人参　白术各十八铢　生姜一两　厚朴十二铢（制）

上六味，水七升，煮取二升半，分三服。

第六方　橘皮竹茹汤　治呕逆。

橘皮二升　竹茹三升　人参一两　甘草五两　生姜半斤　大枣三十枚

后人又因《金匮》方加半夏、赤苓、枇杷叶，亦名橘皮竹茹汤，治虚人呕逆。

【笺正】此即上方之所自出，胃虚有热而上逆者宜之。

第七方　蠲饮六神汤　治产后痰迷，神昏谵语，恶露不断者，甚或半身不遂，口眼歪斜。

杜刮橘红　石菖蒲　半夏曲　胆星　茯神　旋复花

各一钱　水煎服。

【笺正】此方专于化痰降逆，而能治产后神昏谵语，甚至不遂喎斜者，竟能捷于影响，岂非痰热一降，而神经自安。观此可知前录之小续命，是古人误认，必不适用。

理气

第一方　紫苏饮（严氏）　治胎气不和，凑上心胸，腹满痛闷，名为子悬。（胎至四五月，君相二火养胎，热气逆上之故。）

紫苏一两　腹皮　人参　川芎　橘皮　白芍　当归各三分　甘草一分

剉分三服，水一盏，生姜四片、葱白煎，去渣服。一方无川芎，名七宝散。

汪讱庵《医方集解》载此，苏叶止一钱，当归七分，甘草二分，余皆五分。

【笺正】此古人治子悬之主方，论已见前，然不如坠痰纳气为佳。

附识：乐山按，严氏原方分两，乃唐宋以上六铢为分，四分为两之古称。方后所引汪氏《集解》，则后世十分为钱，十钱为两之通用权衡，二者大小悬殊，岂可用为比较。录方之人，未免失检，先外舅别有古今药剂权量不同考略一篇，言之颇为详悉，已刊入所著《谈医考证集》第一卷。

第二方　天仙藤散（陈景初）　治子气肿胀。本名香附散。

天仙藤（即青木香藤，洗，略焙）　制香附　陈皮　甘草　乌药　木香

等分锉末，每服五钱，加生姜三片，紫苏五叶，水煎，日三服，肿消止药。汪本无木香，有木瓜三片。

【笺正】此治气胀而无水者。然肿胀必挟积水，盖络中无水，胀亦不甚。其有水者，则必以开肺气通小水为主，专用气药，究竟少效。

第三方　木香散（王师复）　治妊娠四五月后，胸腹间气刺满痛，或肠鸣呕逆减食。（此由忿怒忧思，饮食失节所致。）

莪术　木香　丁香　甘草　盐汤下

【笺正】此治中气虚寒之法，故有丁香。非谓凡是胀痛者，必以此为主药。

第四方　抑气散（丹溪）治妇人经将行而痛，气之滞也。

即四物加延胡索、丹皮、条芩。

【笺正】痛在经前，必不可腻补，此非良法。且丹皮、黄芩偏于苦寒，何可通用。

第五方　严氏抑气散　治妇人气盛于血，变生诸证，头晕膈满。

香附四两　陈皮二两　茯苓　甘草炙（各一两）

为末，每服二钱。

【笺正】所谓气盛，气之滞也，故用药如是。

附识：乐山按，今石印本《潜斋医学丛书十四种》，此方末二味无分两，盖传写有脱误。考濒湖《纲目》香附条后引《济生方》有之，兹据以补入。惟方内陈皮，《纲目》作橘红，愚谓本方旨在行气，似当以陈皮为是。

第六方　抑青丸　大泻肝火，治左胁作痛，妇人怒气伤肝，胎气上逆，致呕逆，水饮不能入。

黄连一味，吴萸汤浸一宿为丸。一法：二味同煎浓，拣去吴萸，用黄连焙烁研末，蜜丸如梧桐子大，每服四五十丸。

【笺正】此专治肝火，方名抑青，主旨如是。然非有宣导气分者佐之，颇嫌遏郁，不能灵通，须加行滞活血，化痰宣络诸品，如香附、木香、藿梗、乌药、玄胡、苏木、半、贝、远志、竹茹、瓜络等。或兼以柔肝之法，如白芍、萸肉、川楝。或参养肝阴，如女贞、旱莲、蒺藜、杞子，庶为妥善。

第七方　旋复代赭汤（仲景）　治伤寒发汗，若吐若下，解后，心下痞硬，噫气不除。（邪虽解，胃弱不和，虚气上逆故也）。

周扬俊曰：余每借以治反胃噎食，气逆不降者，神效。《活人》云：有代赭旋复证，气虚者，先服四逆汤；胃寒者，先服理中汤后，服此方为良。

旋覆花三两　代赭石一两　人参二两　甘草三两　半夏半斤　生姜五两　大枣十二枚

【笺正】此斡旋中州气滞，而镇摄其上壅之逆，最能桴应。仲景本治汗、吐、下后之噫气，故有参、甘、大枣。若在虚人杂病中，人参固宜，如有痰窒，则去甘草、大枣，不可呆用古人成方。

第八方　旋复花汤（《金匮》）

旋复花　葱　新绛

【笺正】此疏达肝家结滞，通络和血之主方。尤在泾谓旋复花治结气，去五藏间寒热，通血脉。葱主寒热，除肝邪，绛帛入肝理血。寿颐按：今之绛丝绛帛，乃舶来颜料，不可入药，宜以玄胡、苏木、红花等代之为佳。葱用茎，不用白，取其辛通，不主寒热也。

第九方　逍遥散（《局方》）　治血虚肝燥，骨蒸潮热，口干便涩，月经不调。

柴胡七分　当归（酒拌）　白芍（酒炒）　白术（土炒）　茯苓各一钱　甘草（炙）五分

加煨姜、薄荷煎。本方加丹皮、栀子名加味逍遥散。

【笺正】此为肝络郁结，窒塞不宣，变生诸证。故主以柴胡禀春升少阳之气者，疏泄郁窒，《经》所谓木郁达之，是其正旨，故名逍遥。又以肝木既滞，气窒不通，则必郁而化火，故加以丹皮、栀子。若其气火横逆，势已不驯，而复用此，则教猱升木，为害尤烈。近世滥用是方。多在肝火炽盛，暴横无制之候。虽曰丹、栀清火，然柴胡助动，流弊不小。世多未悟，殊堪浩叹。

第十方　小柴胡汤（《仲景》）治伤寒中风，少阳往来寒热，胸胁痞满，默默不欲食，心烦喜呕；或腹中痛，或胁下痛，或渴或咳，或利或悸，小便不利，口苦耳聋，脉弦，或汗后余热不解，及春月时嗽，发疟伤寒，妇人伤寒，热入血室。小柴胡在经主气，在脏主血，故更能入血室。

柴胡八两　半夏半斤　人参　甘草　黄芩　生姜各三两　大枣十二枚

【笺正】仲景以此方为伤寒少阳经之主方，本来寒邪外来，少阳之气郁遏不宣，以致寒热往来。其寒之循环不已者，正其表邪未解之明征。则虽已传少阳，而仍当升散解表。唯柴胡禀少阳春升之气，宣达木郁，是其专职。其证则口苦耳聋、目眩、胸胁痞满，默默不欲食，心烦喜呕，或胁下硬满而痛，或腹痛。无一非肝胆之气为寒邪所郁，故以此升而达之，斯少阳之气得宣，而诸恙可解。若至温病、热病，则本非寒邪，而为此诸证，又皆少阳相火有余，横决肆虐，此则清泄宣通，犹虑不及，而谓可以柴胡升散，助其发扬，吾知仲景处此，必不若是。此古今病情之绝不相同者，虽当时

见证，或与《伤寒论》原文无异，而病理病情，适得
其反。奈何宋金以逮元明，恒以柴、葛等方，通治温
热之少阳经病，助桀为虐，祸必有不可胜言者。况乎
今之胸胁满痛，默默欲呕者，更无一非痰热交肆为患。
而乃复以柴胡升之，参、甘、大枣腻之，其为祸无不
捷于眉睫，而笃信好古者不悟也。寿颐又按：疟之为
病，挟痰挟积者，十而八九，唯开泄化痰最为捷效，
然嗜古者，亦必曰小柴胡乃治疟圣法，弊又不可胜言。
惟虚人发疟，其发日晏，而汗多无痰，舌苔清楚者，
则为阳陷入阴，非柴胡升举之不可，此则东垣补中益
气成方，重加首乌，投之即应。而舌腻胸满者，又是
相反，此岂可一例论者。妇人伤寒，热入血室，其可
用小柴胡者，尤其百不得一。然高明如徐泗溪，犹且
未知此理，更何论乎自郐以下。尧封是书，前录数案，
皆以小柴胡而变剧者，岂非殷鉴。小柴胡在经主气，
在脏主血三句，亦出汪氏《医方集解》，更不知其是何
呓语？

理血

第一方　小蓟饮子　治男妇下焦热结，尿血淋漓。
痛者为血淋，不痛者为溺血。

小蓟　蒲黄（炒黑）　藕节　滑石　木通　生
地　栀子（炒）　淡竹叶　当归　甘草各五分

【笺正】此血淋、溺血通治之方。清血热，通水道，

虽无甚深意，以治湿热蕴结，颇有捷效。

第二方　导赤散（钱仲阳）　治小肠有火，便赤淋痛。

生地黄　木通　甘草　淡竹叶　等分煎。

【笺正】小水热赤，本是膀胱蕴热，实与小肠绝不相干。此溲道源委，唯西学家言之凿凿，而中国古今医籍，未有明文。是方木通，竹叶，只以清导膀胱之热，而方名为导赤者。制方者意中，非以导去小便之黄赤，盖谓小肠属火而清导之，误认小便从小肠来，故方下径曰治小肠有火，实是大误，不可不正。

第三方　血极膏（罗谦甫）　治妇人污血，凝滞胞门，致成经闭。

大黄一味为末，醋熬成膏，服之，利一二行，经血自下。

【笺正】大黄本是逐瘀破血之猛将，一味独用，其力尤足，将军固专阃材也。

第四方　荡胞汤（《千金》）　治二三十年不产育，胞中必有积血。

朴硝　丹皮　当归　大黄　桃仁（生用，各三铢）　厚朴　桔梗　人参　赤芍　茯苓　桂心　甘草　牛膝　橘皮（各二铢）　附子（六铢）　䗪虫　水蛭（各十枚）

上十七味㕮咀，以清酒五升，水五升，合煮取三升，分四服，日三夜一，每服相去三时，覆被取微汗，天寒汗不出，着火笼之，必下脓血，务非斟酌下尽，二三服即止。如大闷不堪，可食酢饭冷浆一口即止，然恐去恶不尽，忍之尤妙。

【笺正】《千金·求嗣门》调经诸方治妇人多年不育，每用攻血破瘀之品，以为不孕之故，必有积瘀停滞胞门，若有非去其垢不可者。然在丰腴壮实之体，固有停痰积瘀一证，对病用药，本无不可。若在柔脆瘦弱之人，本以坤道不厚，不能载物，亦胡可一概而论？是在临证时消息求之，虽不能猛浪从事，要亦不必因噎废食也。

第五方　夺命散　治产后恶露不行，眩晕昏冒。

没药（去油）二钱　血竭一钱

共研末，分两服，糖调酒下。

【笺正】产后恶瘀，窒而不行，以致地道不通，气火上冒，而为眩晕昏愦。自宜攻破下行，庶可奠定其上升之逆。方用没药、血竭二味，尚是和平中正之法，惟引用砂糖，虽能活血导瘀，尚嫌腻滞，所当审慎。如在炎天，更为禁品。王孟英再三言之，亦产母房中不可不知之诀。而酒能上升，则更非产后所宜。制方之人，仅以为酒性善走，庶几通经迅速，而不悟其既已眩晕昏冒，则气火上冲，更得酒之助虐，其害又将何若。寿颐按：产后瘀血，名为恶露，由来旧矣，初不知何以而得此名？盖露乃取发见于外之义，此是瘀垢可去而不可留，则不宜藏而宜于露。故新产用药，必参以攻破导瘀之品，其所去无多而本无瘀滞者，终是少数。此等方即非昏眩，亦尚可投。惟亦有去血已多，而阴虚阳越之昏冒，则必以潜阳镇摄为治。大虚者且非填补真阴，必无效力，亦非此二味之可以无往不宜，临证时胡可不审。

第六方　夺命丹（《良方》）　治瘀血入胞，胀满难下，急服此即消，胞衣自下。

徐蔼辉曰：似与前论恶闭致喘证未对，姑列此以俟再考。

附子（炮，半两）　干漆（碎之，炒烟尽）　牡丹皮（各一两）

上为细末，另用大黄末一两，以好醋一升同熬成膏，和前药，丸桐子大，温酒吞五七丸。一方有当归一两。

【笺正】是方以大黄为主，仍是逐瘀之意，但附子非可通用。且干漆终嫌有毒，以治胞衣不下，究非稳妥之法。徐谓与前论瘀阻作喘不对，诚然。唯破血之意，尚属可通。

第七方　花蕊石散　治血入胞衣，胀大不能下，或恶露上攻，或寒凝恶露不行。

花蕊石（四两）　硫黄一两

研细，泥封煅赤，每服一钱，童便下。

第八方　葛可久花蕊散　治略同上。

花蕊石煅存性，研如粉，以童便一盏，男人入酒少许，女人入醋少许，煎温，食后调服三钱，甚者五钱，能使瘀血化为黄水。后用独参汤补之，非寒凝者不宜此。

【笺正】花蕊石专于破瘀，《和剂局方》已有成例，乃温通之峻剂也。

第九方　无极丸　治恶露不行，发狂谵语，血瘀之重者。

附识：近时《潜斋丛书》十四种本，此丸有证无方，当时抄写者所脱误。尝考诸本，录此方者，字句间及制药法，各有不同，兹据李氏《本草纲目》照录于下。

锦纹大黄一斤，分作四份，一份用童便一碗，食盐二钱，浸一日，切晒；一份用醇酒一碗，浸一日，切晒，再以巴豆仁三十五粒同炒，豆黄，去豆不用；一份用杜红花四两，泡水一碗，浸一日，切晒；一份用当归四两，入淡醋一碗，同浸一日，去归切晒，为末，炼蜜丸梧子大。每服五十丸，空心温酒下。取下恶物为验，未下再服。

【笺正】是方出李濒湖《本草纲目》引《医林集要》云：此武当高士孙碧云方也。治妇人经血不通，赤白带下，崩漏不止，肠风下血，五淋，产后积血，癥瘕腹痛，男子五劳七伤，小儿骨蒸潮热等证云云。本是专为通经逐瘀而设，其带下崩漏，肠风下血等证，亦必有恶瘀积滞者，始可用之，非欲以概治虚不能摄之带下崩漏便血可知。若五劳七伤，骨蒸潮热，则虽是虚劳，而经络之血，已为热势灼烁，尽成瘀滞。古人多用宣通破瘀之法，正以瘀不去则新不生，除旧乃所以布新，固非畏虚养痈者所可同日而语。然亦必其人正气尚佳，堪以胜任，方可背城一战。若不量体质而贸然投之，则适以速其危矣。尧封以治产后瘀滞发狂，正以瘀结已坚，气火极盛，非此猛将即投，不能去病。然亦有新产阴虚，孤阳上越，而为昏狂谵妄，并非因于瘀阻者，则急当重以镇怯，大剂潜阳，如铁落、旋、赭、龙、牡、龟、鳖、玳瑁、磁石之属。甚者且须大剂养阴，兼以柔肝涵敛，如人参、杞子、白芍、萸肉之类，亦非此丸之所可概投。虚虚实实，相去天渊，临病之工，何可不慎思而明辨之。

第十方　失笑散（《局方》）　治恶露不行，心包络痛，或死血腹痛，不省人事。

蒲黄　五灵脂（净者）等分，炒为末，煎膏，醋调服，或用二三钱，酒煎热服。

【笺正】此方治瘀血心腹痛，甚有捷效，而产后作痛，尤为合宜。

第十一方　如神汤　治瘀血腰痛，下注两股，如锥刺。

延胡　当归　肉桂（等分）水煎服。

【笺正】此温通行瘀之法，与无极丸之苦寒，治证各别，惟在善用者临证择之。

第十二方　二味参苏饮

人参　苏木

【笺正】此亦新产行瘀之法，正气已衰，而瘀滞未去者宜之。

第十三方　清魂散（严氏）治产后恶露已尽，忽昏晕不知人，产后血虚血弱，又感风邪也。

泽兰叶　人参各二钱五分　荆芥一两　川芎五钱　甘草二钱

上为末，温酒热汤各半，调灌一二钱，能下咽，即眼开，更宜烧漆气淬醋炭于床前，使闻其气。

【笺正】恶露已尽，而忽昏冒，此真阴大耗，而孤阳上越，冲激脑经也。方用人参，尚属有理。然此是阴虚之内风陡动，非可误作外风。荆芥已不切当，而乃谬以辛升扰动之川芎与酒，更助其浮越，终是古人错认内风为邪风之通病，不可以求全责备于严用和。然在今日，则脑神经病之原由，昭然共晓，凡古方中似此之类，不可不一律铲除净尽，则此方姑存而不论可矣。

第十四方　伏龙肝散　治大小产，血去过多不止。

伏龙肝一味，为末。

【笺正】产后血去过多不止，苟非大补真阴，而大封大固，亦复何以救急？此方一味，虽亦可以温中固涩，然力量甚薄，安得有恃无恐？病重药轻，而令病人不起，何尝非医者之过。

第十五方　黑龙丹（亦名琥珀黑龙丹）　治产难及胞衣不下，血迷血晕，不省人事，一切危急恶候垂死者，但灌药得下，无不全活。亦治产后疑难杂证。

当归　五灵脂（净者）　川芎　良姜　熟地各二两（剉碎入砂锅内，纸筋盐泥固济火煅过）　百草霜一两　硫黄　乳香各二钱　琥珀　花蕊石各一钱

为细末，醋糊丸，如弹子大，每用一二丸，炭火煅红，投入生姜自然汁中浸碎，以童便合酒调灌下。

【笺正】此方盖亦为温通逐瘀之意，究竟制法太怪。归、芎、良姜之属，皆用火煅，悉成灰烬，尚复何所用之。岂以为炭质、石灰质，可以攻血下行耶？当然无此药理，而方下偏言其神效，必不可信。且产后血晕，而复以酒送药，尤其抱薪救火，有百害而无一利，学者必不可为其所愚。此方据《薛氏医案》，证则极奇极重，而曰药到病除，太觉神速。寿颐谓立翁治验，原是半不可信。尧封采之，堕其术中矣。此等方必不当存。

外科

第一方　托里散　治一切恶疮发背，疔疽便毒始发，脉弦洪实数，肿甚欲作脓者。亦治产后瘀血将成脓。

金银花　当归各二两　大黄　朴硝　花粉　连翘　牡蛎　皂角刺各三钱　黄芩　赤芍各二钱

每五钱，半酒半水煎。

【笺正】此方在疡科书中，每以为消毒退肿之通用方。其实疡患之寒热虚实，始传末传，万有不齐，安有预定一方，可以通治百病之理？是方清热为主，可以治实热，然用酒煎，又为热疡之大害。惟方下所谓治疔毒，而脉弦洪实数作脓者数言，庶几近似。乃又杂之以发背一证，岂知脑背两疽，始发一粒如黍粒，而渐以坚肿，肩背板滞不舒，肤表虽红，舌苔白腻，万无可用凉药之理。方中诸味，直同鸩毒，而又杂之以"亦治产后瘀血将成脓"一句，则产后败血入络，诚有坚肿变疡之一候。治之之法，只有通经行瘀，而参以温和熨焙，庶可消散。误授清凉，适以助其凝结。况乎硝、黄、翘、芩，一派大苦大寒，而可以妄试乎？

第二方　蜡矾丸　治一切疮痈恶毒，先服此丸护膜托里，以使毒不攻心。或为毒虫蛇犬所伤，并宜服之。

黄蜡二两　白矾一两

先将蜡熔化，候小冷，入矾和匀为丸，酒下，每服十九二十丸，渐加至百丸则有力，疮愈后服之亦佳。

【笺正】此丸亦向来疡科家所谓护膜解毒之良方。妄谓毒邪甚盛，恐其内陷攻心，及脓成皮里膜外，恐其溃甚穿膜者，此皆可以保之。矾取其涩，蜡取其滞，看来似乎未尝无理。实则蜡最碍化，矾燥且涩，大伤胃气，如果毒盛，反以助其坚凝，又安有清解之望？且脓成膜外，药走胃肠，又何缘而能护膜？乃谓可服百丸之多，其谬实甚。然疡科书中，皆盛称此丸为第一必需之物，习疡医者，无不用之。究竟用此二物保护心膜，恐非能如缝者之补缀，此盖单凭臆想，毫无经验者所为。寿颐治疡亦三十年，始敢为此辟邪之论。读书明理之儒，当不以鄙言为诞妄。

第三方　太乙膏（丹溪）　治疬子疮神效。

脑子一钱（研）　轻粉　乳香各二钱（研）　麝香二钱（研）　没药四钱（研）　黄丹五两

上用清油一斤，先下黄丹熬，用柳枝搅，又用憨儿葱七枝，先下一枝熬焦，再下一枝葱尽为度，离火不住手搅，觑冷热得所，入脑子等药搅匀，磁器盛之，用时旋摊。

【笺正】此即今治疡家通用之薄帖也。未溃者，以此另加退消药物，为消肿计；已溃则另加掺药，为提毒去腐之用。至毒尽新生，脓水已净时，即不别加药末。亦可生肌收口，盖丹、粉、乳、没，俱有粘韧之力，以作外治敷帖，本能助生新肉。惟脑、麝太多，费而不惠，当减去十之七八，藉以宣络行滞，已可有效。但此是外治之法，而古书中竟有用作丸子，以治肠胃生痈者，谓能泄导脓瘀。抑知黄丹、清油，何可以入口，况今之膏料薄帖，多用铅粉，何可用为内服。尧封正以未有疡科经验，误采堪言，必不可从。

润下

第一方　麻仁丸（仲景）　治便难脾约。

大黄四两（蒸）　厚朴　枳实　麻仁各一两一钱　白芍　杏仁各二两二钱（去皮麸，炒）

蜜丸梧子大，每服三五十丸，温水下。丹溪书名脾约丸。

第二方　丹溪麻仁丸治同上，兼治风秘。

郁李仁　麻子仁各六两（别研）　大黄一两半（以一半炒）　山药　防风　枳壳各七钱半（炒）槟榔　羌活　木香各五钱半

蜜丸梧子大，服七十丸，白汤下。

【笺正】两方润燥滑肠，功力相近，至迩时则多用前明吴兴陆氏之所谓润字丸，其药味效用，亦约略相似，方见陆氏《三世医验》。近绍兴何廉臣老医，新著《广温热论》亦有之，但医验所载之治案，文字浅陋，于病理亦时时矛盾，且最多勦袭雷同之弊，本非佳作，则其方亦不甚可信，故缪氏《广笔记》言其传之不真，或陆氏当时自制此方，而秘不可传，亦可见当时医界所见之小矣。

第三方　平胃散（《局方》）　治脾有停湿痰饮，痞膈宿食不消，满闷溏泻。加朴硝，善腐死胎。

苍术泔浸（五斤）　厚朴姜制（炒）　陈皮各三斤（去白）　甘草三十两（炒）

为末，每服五钱，加姜三片，枣一个煎，入盐一捻，沸汤点服亦得。见丹溪书。

【笺正】此本燥湿之佳方。以胃有湿痰，则运化疲而不思纳。苍术、厚朴，善于除湿而醒胃气。名曰平胃，所以振动其消化之作用也。乃女科家每谓以是方加朴硝，能使死胎腐化而下。然服药以荡涤肠胃，岂能腐到肠胃以外之胎？而胎之所以死者，具有种种原因，岂一味朴硝所可概治？

胎产

第一方　安胎方

黄芪（蜜炙）　杜仲（姜汁炒）　茯苓各一钱　黄芩一钱五分　白术（生用）五分　阿胶珠一钱甘草三分　续断八分

胸中胀满加紫苏、陈皮各八分。下红加艾叶、地榆各二钱，并多加阿胶。引用糯米百粒，酒二杯，煎服。腹痛用急火煎。

【笺正】胎动不安，多由于内热扰之，而土德不健，失其坤厚载物之职，亦其一因。故丹溪有言黄芩、白术，安胎圣药，是方即本此意。而以黄芪、阿胶，养血而举其气；杜仲、续断，粘韧以固其基。制方之义，简而能赅，确是安胎之善法。但临用时亦当相其人体质寒热虚实而增损之，尚非可以一概而施。方后谓胸中胀满，加紫苏、陈皮，即治子悬之法。然则方中黄芪，初为升清而设，胀满者必非所宜。下红加艾叶、地榆，亦未必一概皆妥。而引用糯米，已嫌腻滞，且失之柔。又用酒煎，则更非安之之道矣。

第二方　保胎神佑丸　此方屡验，一有孕，即合起，每日服之。凡易滑胎者，自无事，且易产。

白茯苓二两　于术一两（米泔浸一日，黄土炒香）　条芩一两（酒拌抄）　香附一两（童便浸，炒）　延胡一两半（醋炒）　红花一两（隔纸烘干）　益母草（净叶，去梗）一两　真没药三钱（瓦上焙干，去油）

上为末，蜜丸桐子大，每服七丸，白滚水下。若胎动一日可服三五次，切不可多服一丸，至嘱。

徐蔼辉曰：胎滑自是血热动胎之故。方中红花行血，延胡走而不守，恐非保胎所宜。况已有香附行气，气行血自不滞，何取动血之品，宜去之为稳。

王孟英按：每服七丸，故有奇效而无小损也，毋庸裁减。又按：神佑丸兼能调经种子，大有殊动。

【笺正】方用芩、术，仍丹溪成法，内热者宜之，而肥白气虚者，亦不必泥。延胡虽曰能走，然运动血中之气，亦与香附相近。世皆以为破血行血猛药，殊觉言过其实，尚可无虑，惟红花未免无谓。盖富贵之家，一觉成孕，即万分谨慎，而怀胎数月毫不动作，惟有安坐高卧，一身气血，何能不感迟滞。故方中香附不已，又是延胡、红花，盖即为若辈不运动者设法。而寒素之家，井臼亲操者，固亦无须于此。服法亦奇，仅仅七丸，其力不失之峻，故无妨于常服。若孟英所谓奇效，恐未必然。又谓能调经种子，则即其通调气血之功用耳。

第三方　保胎磐石丸

淮山药四两（微炒）　杜仲（去粗皮净）三两（盐水，炒断丝）　川续断二两（酒炒）

共为末，糯米糊为丸，如绿豆大，每服三钱，米汤送下。方虽平常，屡用屡验，乃异人所授也，凡胎欲堕者，一服即保住。惯小产者，宜常服之，或每月服数次，至惯半产之月即服之，无不保全。

【笺正】杜仲、续断，皆有补伤续绝之功，是保胎之无上妙品。而君之以薯蓣，培土为主，又是坤厚载物之微旨，处方之意，最为稳惬，尚在前二方之上。但糯米糊丸，似嫌太腻，不如水法丸之灵动。此则可以多服者，即久用亦无流弊。

第四方　银苎酒　治妊娠胎动欲堕，腹痛不可忍，及胎漏下血。

苎根二两，纹银五两，酒一碗。（如无苎之处，用茅草根五两）加水煎之。

【笺正】本草言苎麻性滑，根又下行；且银能重坠，按之物理，颇似与胎元有碍，然世多用之，而未见其害，此药理之不可知者。且用酒煎，尤嫌其动而不守，岂以酒能上行，取升举之义耶？惟茅根代苎，则清凉滑润，又是下行，妊家皆以为禁品，此方之用，则不敢信。

第五方　紫酒　治妊娠腰痛如折。

黑料豆二合，炒熟焦，白酒一大碗，煎至七分，空心服。

【笺正】腰痛本是肾虚，黑豆补肾，酒能引之，是可法也。但料豆无力，何如黑大豆为佳。

第六方　回急保生丹

大红凤仙子九十粒　白凤仙子四十九粒　自死龟板一两（麻油涂炙）　连梢怀牛膝三钱　桃仁一钱五分　川芎五钱　白归身五钱

凤仙子研末包好。临产时，将余药称明分两，为末配入。临盆时，米饮调服二钱，迟则再服一钱。交骨不开者即开，难产者不过三服。临盆一月内，本方去凤仙子，入益母膏二两，每日早米饮调下二钱，则临盆迅速。胎元不足者勿服。产后瘀血不净，变生病者，或儿枕痛，于本方内加炒红曲三钱，酒炒马料豆二合，共为末，用童便半杯，陈酒半杯调服二三钱即愈。惟凤仙子只于临盆时用。

【笺正】此为催生之法。凤仙子本名急性子，下行极速。惟儿抵产门而难产时，间或可用。治初胎尾闾骨不易开展者尤佳。若谓临盆一月内，已可预服。则龟板、牛膝、桃仁，皆嫌太早，欲速不达，胡可妄试，为害必有不可胜言者。若在产后，则芎、归殊难通用，吴鞠通已备言之矣。近世所传催生诸方，以保产无忧散为佳。貌视之，方极杂乱，而程钟龄《医学心悟》解之极妙，用之者亦恒应验。但非临盆时，必不可早投。而《达生编》中竟以为安胎之用，适得其反，常人何知，以耳为目，寿颐见之屡矣。二十年前，吾嘉老儒某先生，动辄劝人以此方安胎，而自己家中，数用之而数堕。偶尔闲谈及此，寿颐乃以《医学心悟》原文示之，始恍然叹息不已，此光绪戊戌年事也。附识于此，以为有家者告焉。保产无忧散，亦作保生无忧散，其为催生之义明甚。乃《达生编》中易名为保胎神效方，误人非浅。

　　第七方　通津救命玉灵丹　治裂胞生，及难产数日，血水已干，产户枯涩，命在垂危者。龙眼肉去核六两，生牛膝梢一两，黄酒浸捣烂，将龙眼肉煎浓计，冲入牛膝酒内服之。停半日即产。亲救数人，无不奇验。

　　王孟英按：龙眼甘温，极能补血，大资胎产，力胜参、芪。宜先期剥取净肉，贮磁碗内。每肉一两，加入白砂糖一钱，素体多火者，併加西洋参片如糖之数，上罩以丝绵一层，日日放饭锅内蒸之，蒸至百次者良。谓之代参膏，较生煎者，功百倍矣。娩时开水瀹之，其汗尽出，如遇难产，即併牛膝酒共瀹，更觉简便。凡气血不足，别无痰滞便滑之病者，不论男妇，皆可蒸服，殊胜他剂也。

【笺正】裂胞生者，吾乡相传作沥胞。谓胞先破，而连日不生，胞水沥枯，产门干涩，致于难产。此非峻补真阴，养其津液，情殊可虑。龙眼肉甘温多液，洵为补血上品。名为通津救命，允无愧色。合以牛膝长梢，直达下焦，制方之意，大有作用，本是万无流弊之良法。孟英合糖霜洋参蒸制，可备急用，亦是妙谛。今吾乡常用此法，预先蒸透，以待临时应用。即非难产，亦可用之以助津液。但乡间习传，谓不可早服，反致补住气血，不易产生。又谓产后亦不宜用。颐谓新产真液大伤，正宜培养，苟无外感及痰食实邪，安有不可补阴之理，此等俗说，必不可信。今之西洋参，价已贵重，且无甚功力，是以吾乡多用别直参同蒸，可用别直大尾，或辽参须，取其下行为顺，价不甚贵，临盆催生，以及产后，亦是无往不宜。

方者，法也。古人制方，原是定一格局，使学者博闻强记，则成竹在胸，临证时庶不至茫无头绪，意至美也。独是泛览伊古以来之成方，其果属精当，适于实用者固多，而怪僻不经，杂乱无纪者，盖也不在少数。程度不齐，何能一致。原书所录，要亦不免斯弊。苟在初学，识力未定，又将何从所适。兹经先外舅一一为之笺

释，示学子以入手方针，庶几门径既清，自不为众说所惑。得失是非，读者当有定论，固不待仆之喋嗓为也。（乐山附识）

跋

上《沈氏女科辑要笺正》二卷，先外舅山雷公，为医校讲授诸生而作也。原书第四版于戊辰季冬印行。不数年，坊间争售一空，而外地书函频至，敦促再印。公以原稿未尽妥惬，思加厘订，以臻完善。因编辑讲课，鲜暇暑未果。去冬忽婴胃疾，入春未瘳，急自点窜，期早杀青，乃未及半而病剧，犹倚枕披阅不稍懈。迨精气日颓，心知不起，爰命（乐山）以赓续其事，并自挽云"一伎半生，精诚所结，神鬼可通。果然奇悟别闻，俾助前贤，补苴罅漏。""孤灯廿载，意气徒豪，心肝呕尽；从此虚灵未泯，惟冀后起，完续残编。"公平生所著述，都为二十余种，皆苦心孤诣，不落恒蹊。兹编则其绝笔书也。印成，附识数语，曷胜泫然。

一九三四年甲戌孟秋受业馆甥汤溪邵宝仁乐山谨识